Docteur E. SAUCET

CONTRIBUTION

A L'ÉTUDE

DES ARTHROPATHIES

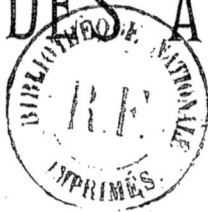

DE

LA SYPHILIS HÉRÉDITAIRE TARDIVE

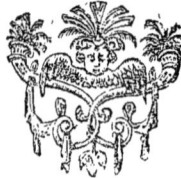

PÉRIGUEUX

IMPRIMERIE DE LA DORDOGNE (ANC. DUPONT ET Cⁱᵉ).

1904

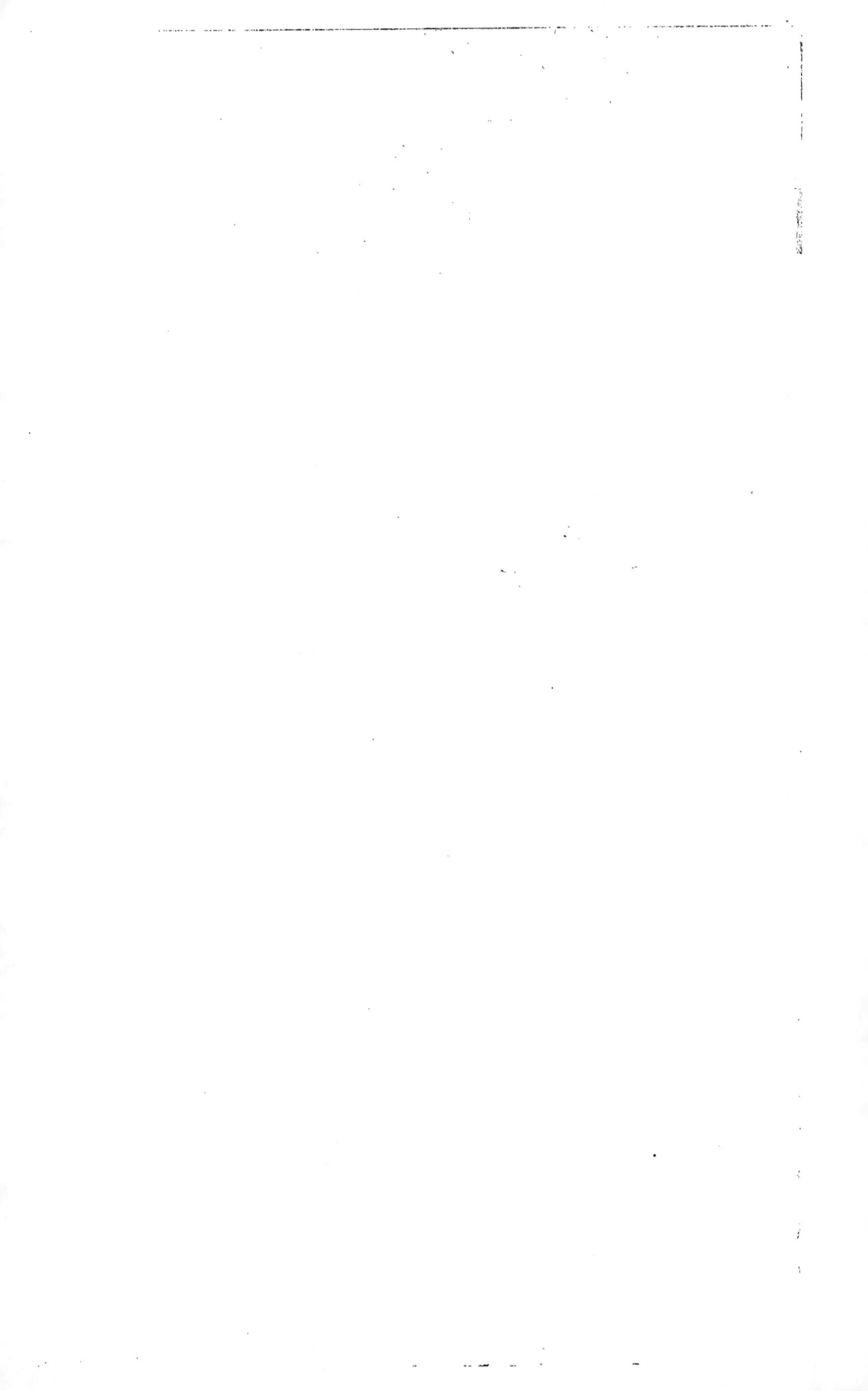

Docteur E. SAUCET

CONTRIBUTION

A L'ÉTUDE

DES ARTHROPATHIES

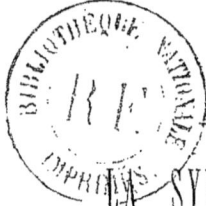

DE

LA SYPHILIS HÉRÉDITAIRE TARDIVE

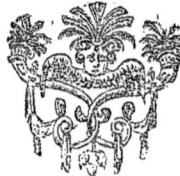

PÉRIGUEUX

IMPRIMERIE DE LA DORDOGNE (ANC. DUPONT ET Cie).

1904

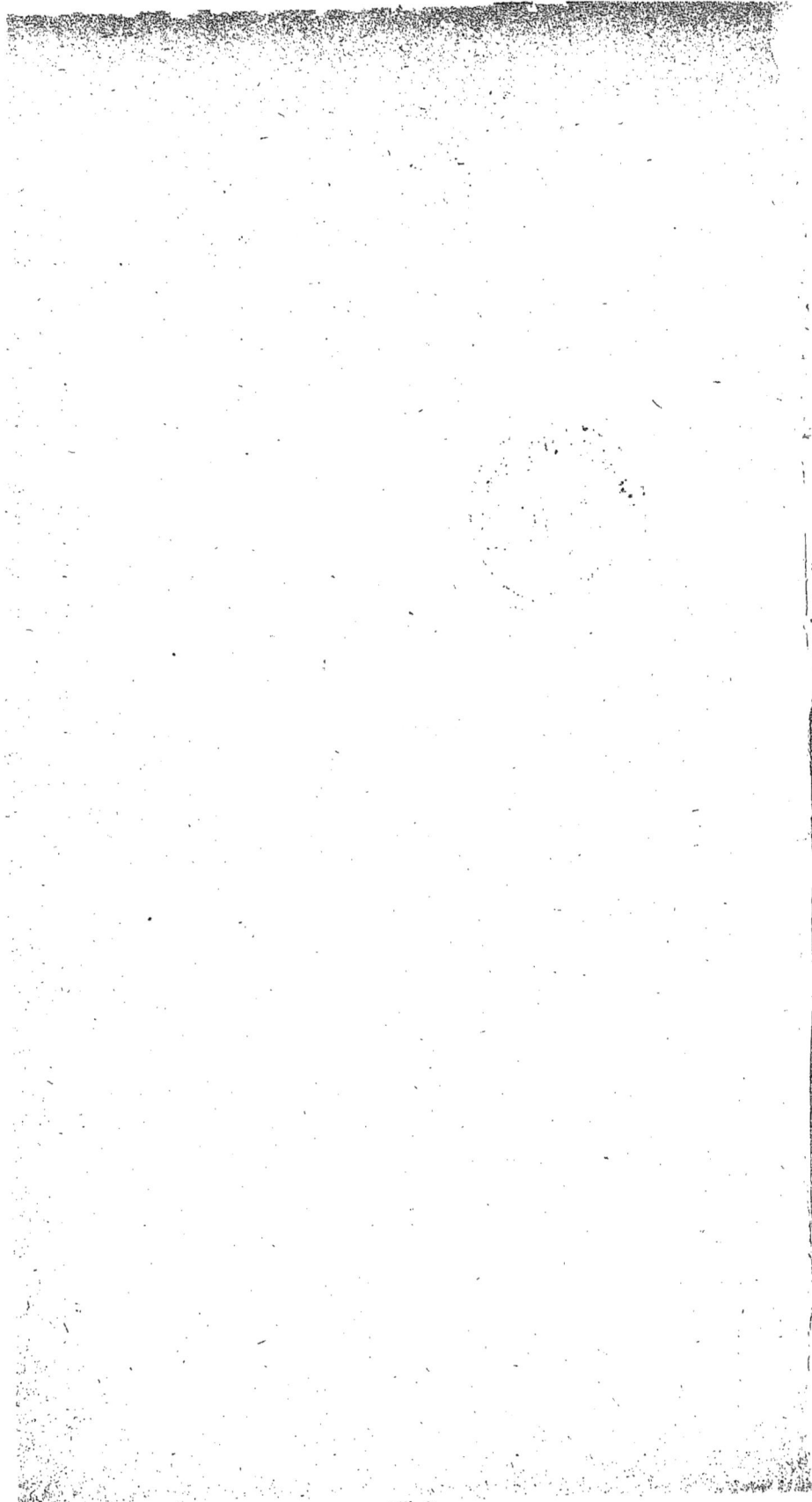

A MON PÈRE ET A MA MÈRE

Faible témoignage de reconnaissance
et d'affection.

———

A MES SŒURS, A MON FRÈRE

A TOUS MES PARENTS

A MES AMIS

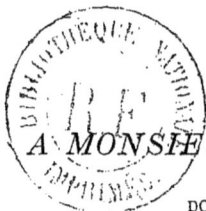

A MONSIEUR LE DOCTEUR DENIGÈS

DOCTEUR ÈS-SCIENCES PHYSIQUES

PROFESSEUR DE CHIMIE BIOLOGIQUE A LA FACULTÉ DE MÉDECINE
ET DE PHARMACIE

OFFICIER DE L'INSTRUCTION PUBLIQUE

A MONSIEUR LE DOCTEUR FROMAGET

ANCIEN CHEF DE CLINIQUE A LA FACULTÉ DE MÉDECINE

MÉDECIN OCULISTE

A mon Président de Thèse

MONSIEUR LE DOCTEUR MOUSSOUS

PROFESSEUR DE CLINIQUE MÉDICALE A L'HÔPITAL DES ENFANTS

OFFICIER DE L'INSTRUCTION PUBLIQUE

INTRODUCTION

Après une longue période d'incertitudes, on admet aujour-
d'hui que la syphilis peut envahir les articulations à la
période primitive, à la période secondaire et à la période
tertiaire. De nombreux travaux français et étrangers ont
tracé de ces affections une histoire clinique à laquelle il n'y
a plus rien à ajouter.

Mais la syphilis ne s'éteint pas avec ceux qui la contrac-
tent, une existence ne lui suffit pas : Le mal passe du père
à l'enfant et l'enfant, une fois infecté, manifeste quelquefois
sa tare par des lésions au niveau des articulations, de même
qu'il peut présenter des troubles oculaires, auditifs et des
malformations dentaires : triade que l'on dit révélatrice de
la syphilis héréditaire.

Malheureusement. ces arthropathies échappent trop souvent à l'attention des praticiens, car l'affection qui les provoque ne se caractérise pas par des signes pathognomoniques toujours bien évidents. Il faudrait que la syphilis héréditaire fît naître constamment avec elle la preuve éclatante
de son existence, son symptôme révélateur. Et si ce signe
existait, il y a longtemps qu'il serait découvert. On mécon-
naît donc la présence de la diathèse, on ignore l'étiologie
du mal : ainsi le diagnostic s'égare.

Une autre cause fréquente d'erreur : c'est que ces accidents articulaires que l'on rencontre fréquemment, quoi
qu'on dise, « peuvent facilement donner le change pour des

affections articulaires d'autre nature ». C'est ainsi qu'il existe une variété d'arthropathie d'origine hérédo-syphilitique qui simule à s'y méprendre la tumeur blanche, et on diagnostique *tuberculose* ce qui appartient au mal vénérien, avec d'autant plus d'assurance, que les malades se présentent à nous sous l'aspect de gens malingres, débiles, chétifs, avec un teint d'une pâleur « terreuse » : stigmates qu'à tort on attribue à la bacillose.

Et s'il n'y a que des douleurs au niveau de l'articulation, sans lésion visible ni palpable, tout naturellement on qualifie ces douleurs de « rhumatismales », ou encore on les attribue à une « poussée de croissance » oubliant que le squelette grandit normalement sans douleur. Voilà donc des erreurs de diagnostic journalières, et au plus haut degré préjudiciables au malade qui perd ainsi le bénéfice d'un traitement vraiment curateur ; nous avons la conviction que si les praticiens voulaient tourner leurs yeux vers ces accidents tartifs dus à l'hérédo-syphilis, ils « guériraient souvent, à peu » de frais, nombre de manifestations articulaires contre » lesquelles tout l'arsenal chirurgical eût échoué ». — (MÉRICAMP).

Il y a quelques années, beaucoup d'auteurs niaient encore la nature syphilitique de ces accidents, tout en persistant à incriminer la tuberculose ou le rhumatisme. Il faut bien reconnaître que les observations, sur ces cas, n'étaient point faites pour entraîner la conviction, tant elles étaient insuffisantes. Elles avaient cependant le mérite de prouver que le traitement spécifique guérissait en quelques jours l'articulation malade : c'est déjà quelque chose pour la recherche du diagnostic, et d'aucuns prétendraient même que c'est tout puisqu'on guérit. Mais les incrédules n'ont point manqué de dire que si ces accidents cessaient pendant le traitement, cela ne prouvait pas qu'ils étaient de nature syphilitique. Nous ne pensons point non plus que cela prouve leur nature tuberculeuse ou rhumatismale ! Ainsi on s'élèvera contre nous tant que nous ne pourrons pas affirmer l'origine syphilitique d'une lésion quelconque, par la recherche d'un microbe qui, inoculé à un cobaye, le rendra nettement syphilitique. « Nous en sommes, en ce qui concerne la syphilis, au point » où nous en étions pour la tuberculose avant Villemin et » Koch, sans doute on affirmait la nature tuberculeuse de » certaines arthrites, mais il a fallu l'inoculation aux animaux » d'une part, et la recherche du bacille d'autre part, pour » établir sur des bases sûres l'étude de la tuberculose articu- » laire ». — (IMBERT, *Gaz. des hôpitaux* fév. 99).

On devine donc combien l'histoire de ces arthropathies comporte de difficultés. Bien que nous ne puissions rien prouver de plus que les autres, sur ce sujet, qui a déjà été étudié par les maîtres de la syphiligraphie et leurs élèves, nous essaierons de l'aborder tout de même, avec la seule prétention de montrer quelques observations nouvelles et que nous croyons véritablement concluantes. L'une d'elles, due à l'obligeance de M. le professeur Moussous, pourrait à elle seule justifier la publication de ce travail. Elle sera suivie de deux autres, si gracieusement mises à notre dispo- sition par M. le professeur agrégé Braquehaye de Tunis. Nous possédons une observation inédite très intéressante sur un cas de pseudo-tumeur blanche syphilitique, étudiée par M. le Dr Rocher, chef de clinique et nous, ainsi que quatre observations également inédites à forme d'hydar- throse double des genoux dont deux personnelles, recueil- lies durant cet hiver pendant les consultations d'ophtalmo- logie de M. le Dr Fromaget. Avec ces documents, nous repro- duisons tous ceux qui ont été publiés jusqu'ici. Nous vou- lons faire de notre mieux une étude clinique de l'arthropa- thie hérédo-syphilitique, la plus utile pour le médecin, en dehors de l'anatomie pathologique. Quant à l'anatomie pathologique, à notre grand regret, nous ne pourrons pas nous aider de ses lumières, car sur la question qui nous intéresse, cette science est encore à faire. Tout au plus, dans le cours de notre thèse, dirons-nous quelques mots des tra-

vaux qui ont été entrepris. à ce sujet, en Italie et en Allemagne.

De la pathogénie, on ne connaît rien non plus.

Nous passerons donc en revue chaque forme d'arthropathie et nous décrirons ses symptômes. Le diagnostic
tiendra une large part, surtout le diagnostic avec la tuberculose articulaire : ces deux affections peuvent, en effet, se
ressembler à un tel point que les praticiens chaque jour
les confondent. Nous croyons donc bien faire en insistant
un peu sur leurs caractères différentiels, car ici le diagnostic fait tout ; de sa connaissance dépend essentiellement
le pronostic de la maladie.

On a discuté la réalité d'une « arthrite » hérédo-syphilitique primitive, de même qu'on a discuté celle d'une
« arthrite » primitive due à la syphilis de l'adulte. En
France, où l'on considère que l'affection que nous étudions
a pour caractère fondamental de n'avoir point de symptômes articulaires, le terme vague d'arthropathie qui a
l'avantage de ne rien préjuger, convient bien pour désigner
une affection qui n'a pas encore de base anatomique
connue. En Allemagne, en Italie des recherches nécrop-
tiques semblent pour quelques auteurs avoir élucidé le
problème. Ces derniers décrivent des lésions anatomiques
correspondant aux signes cliniques et réservent à l'affection
le terme « d'arthrite ». Comme ceux qui nous ont précédé,
nous emploierons encore le mot « arthropathie », tout en
faisant remarquer que c'est un terme provisoire qui est
bien près de disparaître, s'il n'a pas disparu déjà devant
les travaux allemands et italiens.

En terminant cette introduction, nous avons l'agréable
devoir de remercier tous nos maîtres de la faculté et de
l'hôpital : c'est à eux que nous devons notre éducation
médicale.

M. le professeur Dénigès voudra bien accepter l'hommage
de notre profonde reconnaissance : il nous a toujours porté
un grand intérêt et nous l'a maintes fois montré.

Notre reconnaissance est acquise aussi à M. le docteur Fromaget pour la bienveillance amicale qu'il nous a témoignée. Il nous a appris à connaître les services immenses que l'on peut attendre de l'ophtalmologie pendant ses consultations où défilent tant de malades. C'est à lui que nous devons l'idée première de ce travail.

M. le docteur Rocher, chef de clinique chirurgicale, nous a fourni un malade très intéressant qu'il a bien voulu examiner avec nous : qu'il reçoive nos remerciements sincères.

Nous croirions manquer au devoir de l'amitié en oubliant le concours efficace que nous a prêté notre ami Ch. Clologe, qui a bien voulu nous faciliter l'accomplissement de ce travail en nous traduisant des auteurs italiens et anglais : nous sommes heureux de l'en remercier et de l'assurer de toute notre sympathie.

A tous ceux dont l'amitié nous est précieuse, nous adressons l'expression de notre profond attachement.

M. le professeur Moussous veut bien accepter la présidence de notre thèse. Nous sommes fiers de l'honneur qu'il nous fait. Nous le prions de vouloir bien agréer ici l'expression de nos plus respectueux hommages et de notre profonde gratitude.

HISTORIQUE

ETAT DE LA QUESTION

On a beaucoup écrit sur la syphilis héréditaire, surtout ces temps derniers. En dépit de quelques sceptiques qui n'y croient pas ou qui n'y croient guère, l'hérédo-syphilis s'affirme nettement et la clinique vient la justifier de plus en plus. L'histoire de cette affection est presque encore à son début. Les auteurs y font bien quelques allusions, car presque tous ceux qui ont traité de l'arthropathie de la syphilis acquise ont consacré quelques lignes aux arthropathies héréditaires tardives, mais sans s'y appesantir davantage « cette question est plutôt éludée, esquivée, que véritablement étudiée, approfondie, vu le petit nombre de documents précis, authentiques, absolument irréfutables » (FOURNIER, *traité de syphilis héréditaire.*)

En France. — Melchiort Robert (*Nouveau traité des maladies vénériennes 1861*), et Davasse (*la Syphilis, ses formes, son unité 1865*) citent des cas très incertains d'arthropathies rebelles guéries par l'iodure, après avoir résisté à d'autres traitements. Ne trouvant pas de signes de syphilis acquise, ces auteurs concluent à l'hérédo-syphilis.

En réalité, les premières bonnes observations sont celles qui ont été publiées dans les thèses de Gressent, Méricamp, Defontaine, Ranguedat, Dureuil.

Fournier, dans son traité sur la syphilis héréditaire tardive, esquisse l'histoire de ces arthropathies, en faisant remarquer « qu'entreprendre une description didactique des affections articulaires que peut réaliser l'hérédo-syphilis, serait faire œuvre stérile et prématurée vu le petit nombre de documents précis dont il dispose. »

En 1897, Kirmisson et Jacobson (*Revue d'orthopédie*), ont étudié cette question uniquement au point de vue clinique, se bornant à grouper les observations d'arthropathies parues jusqu'alors en France et à l'étranger, prouvant véritablement la présence de l'hérédo-syphilis : Ils n'en ont recueilli que 17.

Le docteur Braquehaye, de Tunis, publie dans les *Annales de dermathologie et syphiligraphie (1898)* 2 observations commentées.

Le docteur Imbert de Montpellier (*Gazette des hôpitaux*, 18 février 1899), dans une revue générale des arthropathies syphilitiques, fait une étude résumée de celles qui sont héréditaires.

Enfin, notons la thèse de Saint Pierre (Lyon 99-1900), qui publie une nouvelle observation.

En Allemagne. — On confond l'arthropathie hérédo-syphilitique avec l'ostéo-chondrite du type Parrot.

Les premières observations sont dues à Hénock (*Beitrâgez Kinderheilkunde 1861*) et à Levvin (1868). Dans les mémoires de Wegner (*Virch. arch. f. Pathol anat.*); de Waldeyer et Kobner (*Beitrâgez. Kentniss der hereditâren Knochen syphilis*) il est surtout question de lésions anatomiques, appartenant à l'affection décrite plus tard par Parrot.

En 1878, Güterbock fait une importante communication à la société médicale de Berlin sur une forme spéciale d'arthropathie, chez les jeunes enfants. Cette communication est discutée et les membres de la Société se prononcent pour la nature hérédo-syphilitique des cas publiés par Guterbock (*Berl Klin. Wochenschrift 1878 n° 41*); celui-ci fait alors paraître son premier mémoire intitulé « maladies hérédo-syphilitiques des articulations » (*Arch. Klin. chirurg. 1879*)

Knaak (de Brème) publie une observation analogue à celle de Güterbock, mais très incomplète.

Citons encore le mémoire de Max-Schuller (*Arch. f. Klin. chirurg. 1883*), où il reproduit sa communication au congrès allemand de chirurgie (xıᵉ congrès). Ce travail est très soigné, mais ne fournit aucune observation.

En 1883, Güterbock publie un deuxième mémoire accompagné de nouvelles observations personnelles.

En Italie. — Somma publie des observations d'arthropathie hérédo-syph. à marche aiguë, avec retentissement grave sur l'organisme (*Giornale internaz. delle se. medic.*, *1882.*)

En Angleterre. — Citons l'article de Clutton (*symetrical synovitis of. the knee in hereditary syphilis. The Lancet février 1896*) et celui de Robinson (*Syphilitics joints disease in children. Brit. medic. journ, mai 1896*). Ce dernier travail renferme de nombreuses observations mais malheureusement incomplètes et difficiles à classer dans telle ou telle catégorie.

D'après lui on rencontre : chez le nouveau-né, surtout des lésions épiphysaires ; de 8 à 12 ans, on a plutôt affaire à des épanchements symétriques ; chez l'adulte, on voit le plus souvent se développer des gommes au niveau de la rotule et de l'olécrâne en même temps que l'arthropathie.

Tels sont les principaux travaux qui ont paru sur la question.

« De leur lecture, dit M. Kirmisson, on retire une impression extrêmement confuse qui doit être attribuée à ce que chaque auteur propose un classement spécial et décrit des formes nouvelles ; tel multiplie les formes cliniques, tel autre décrit des formes anatomiques bien qu'il n'existe aucune autopsie ; un troisième classe les faits d'après la pathogénie dont on ne connaît jusqu'ici absolument rien. Enfin et surtout en Allemagne on ne distingue pas les ostéo-arthropathies hérédo-syphilitiques de la maladie de Parrot. »

Tous les auteurs semblent donc s'être réunis pour compliquer la question comme à plaisir.

CLASSIFICATION ET DIVISION

C'est en nous basant sur toutes les observations publiées jusqu'ici et groupées en catégories, que nous classons ainsi les faits connus :

I. — Arthralgie.

II. — Arthropathies aiguës ou subaiguës.

III. — Arthropathies chroniques $\begin{cases} A \text{ Ostéo-arthropathie} \begin{cases} a \text{ Simple ou pseudo-tumeur blanche syphilitique.} \\ b \text{ Déformante.} \end{cases} \\ B \text{ Hydarthrose double des genoux.} \end{cases}$

Arthralgies

Certains auteurs ne veulent pas reconnaître en l'arthralgie une des formes principales d'arthropathie. Elle ne paraît être, d'après eux, qu'un symptôme lié, pendant la période secondaire de la syphilis acquise ou dans la syphilis héréditaire précoce, à des lésions qui semblent avoir leur siège dans les tissus fibreux, les expansions tendineuses ou les articulations elles-mêmes. Dans la syphilis tertiaire acquise ou la syphilis héréditaire tardive, l'arthralgie signale alors l'apparition d'un syphilôme dans le tissu sous-séreux ou dans le périoste des extrémités osseuses, ou au sein de la substance osseuse elle-même.

Fournier, dans son traité sur la syphilis héréditaire tardive, considère et décrit l'arthralgie comme une forme vraie d'arthropathie en se basant sur des observations nettement concluantes.

On désigne sous ce nom, des douleurs localisées au niveau d'une ou plusieurs articulations, chez des sujets sains en apparence, mais entachés de syphilis héréditaire tardive. Ces douleurs, variables d'intensité, subissent toujours la nuit une exacerbation marquée. Le matin, les articulations sont comme « rouillées », mais bientôt, sous l'influence de l'exercice, la gêne fonctionnelle semble disparaître, les douleurs s'apaisent pour augmenter de nouveau pendant la nuit qui suivra.

Les articulations du genou, du poignet et de l'épaule sont toujours les plus fréquemment atteintes, mais une autre jointure n'est pas à l'abri de l'infection. Du reste, à l'examen, rien d'anormal dans la région articulaire : pas de gonflement, pas de rougeur de la peau, pas d'élévation de température, pas d'épanchement synovial. Les mouvements sont conservés dans toute leur intégrité. Les organes qui avoisinent l'articulation ne manifestent, sous la pression, aucune sensibilité douloureuse. C'est l'articulation seule qui souffre, et sa souffrance peut être augmentée ou non par la pression ou le mouvement.

Le malade ne manifeste aucun trouble général : s'il est nerveux, il peut présenter quelque accident, lié uniquement à un tempérament qui réagit toujours sous la moindre influence, mais l'accès passé, tout rentre dans l'ordre.

Ces douleurs ressemblent à toute douleur articulaire, tout au plus leur exacerbation nocturne pourrait-elle les rendre suspectes ; mais c'est un signe insuffisant pour les différencier et bien souvent le diagnostic fait fausse route.

On recherchera si le malade n'est pas convalescent d'une maladie générale grave, s'il n'a pas une affection génito-urinaire ; on songera chez une femme à l'hystérie, on songera même à l'intoxication saturnine qui engendre fréquemment des arthralgies.

On n'aura garde de négliger le rhumatisme, et si rien ne vient expliquer la cause de ces douleurs on les mettra sur le compte de la croissance que rien ne vient justifier ; la plupart du temps la syphilis héréditaire sera méconnue.

Pronostic et traitement. — Cette arthralgie résistera à toute médication basée sur une fausse interprétation pour disparaître au contraire sous l'influence de l'iodure de potassium comme par enchantement.

Arthropathies aiguës ou subaiguës.

Nous abordons maintenant l'étude du second
celui des arthropathies aiguës ou subaiguës. Di&
d'abord que son existence n'est pas universellement
En Allemagne et en Italie, les travaux de Max Schu
Somma semblent démontrer son existence ; en F
plupart des auteurs viennent contester la vale
documents.

L'affection se manifeste par des symptômes géné
ou moins graves. La fièvre qui peut s'élever à 39° et même
au-dessus existe toujours : elle est plùs marquée le soir. En
même temps, l'articulation gonfle, devient rouge, sa température locale s'élève. A la palpation, le malade accuse au
niveau de sa jointure une douleur plus ou moins vive que
les mouvements accentuent. Cette douleur, plus marquée la
nuit, ne présenterait pas cependant le degré d'acuité de
l'arthrite aiguë.

Les articulations les plus fréquemment atteintes sont,
comme toujours, le genou, le cou-de-pied, le poignet.
Plusieurs de ces articulations peuvent être prises en même
temps. Voilà donc un ensemble symptomatique particulier
qui semble se rapprocher de cet état décrit par Fournier
sous le nom de pseudo-rhumatisme.

D'après les observations de l'auteur italien Somma, re-
produites dans ce travail, deux fois ces arthropathies qui
auraient évolué sous des formes graves, cachectisantes,
auraient même été suivies de mort ; dans les autres cas, les
phénomènes aigus disparurent sous l'influence du traitement
spécifique et la maladie, évoluant sous un mode subaigu,
mit un ou deux mois pour arriver à la résolution.

A la lecture des observations de Somma rapportées ici
et qui résument l'histoire de ces affections aiguës articulaires,
il semblerait que ces arthropathies qui éclatent brusquement quelques jours après la naissance sont plutôt une

manifestation de la syphilis héréditaire précoce ; mais on a vu des cas où elles ont éclaté tardivement plusieurs mois et même des années après la naissance.

Nous ne pensons pas que la terminaison fatale, survenue en quelques jours, ait été provoquée par l'affection articulaire seule, car d'après les observations italiennes, l'organisme des malades paraissait profondément infecté : des manifestations graves s'étant déclarées dans d'autres organes. Il n'y a donc point lieu de s'étonner si ces arthropathies ont évolué avec ce degré d'intensité extrême ; ce qu'il est important de noter, c'est qu'avant l'apparition de ces phénomènes généraux, rien ne venait permettre de découvrir au niveau des jointures des symptômes locaux pouvant attirer l'attention sur l'existence d'une arthropathie à forme chronique. Peut-être que l'hérédo-syphilis s'était sourdement installée dans l'articulation, n'attendant qu'une occasion pour éclater, mais à son début rien ne la faisait supposer, car l'attention du praticien ne semble avoir été appelée sur l'affection articulaire qu'au moment où les symptômes généraux ont éclaté.

Il est intéressant également de constater que tous ces malades manifestaient du côté de la peau des lésions symptômatiques de la diathèse, pouvant expliquer cette purulence articulaire due à des microbes associés et venus de l'extérieur. Dans ces cas, cette arthropathie semblerait donc évoluer sous une forme aiguë, toujours grave ; c'est également ce que l'on constate pendant la période secondaire de la syphilis acquise au moment du stade roséolique où l'on a constaté assez fréquemment des arthropathies évoluant ainsi avec des phénomènes généraux plus ou moins accentués.

A l'autopsie des deux cas suivis de mort, on a constaté du gonflement de la synoviale, les cartilages étaient altérés, nécrosés ou plus ou moins profondément ramollis. On constatait également de la raréfaction du tissu osseux des extrémités articulaires. Dans l'intérieur de l'articulation on trouve un exsudat louche ou bien purulent.

Hucter, dans quelques cas d'arthrites suppurées, a décrit dans le cartilage articulaire des pertes de sul limitées par des bords à pic, arrondies et qu'il cc comme caractéristiques de la syphilis héréditaire.

Max Schuller, dans un cas analogue siégeant au pied chez un enfant de 3 à 4 ans et présentant des tations non douteuses de syphilis héréditaire, a trot îlots de nécrose du cartilage, arrondis nettement l encore en connexion avec le reste du cartilage. »] quait encore de l'injection de la synoviale et, dan articulaire, de la sérosité louche. Les os et les cai .... conjugaison étaient normaux. L'enfant avait présenté tout d'abord des phénomènes d'arthrite subaiguë puis, tout à coup, le tableau était devenu menaçant, et on avait pensé à une arthrite suppurée. La résection fut pratiquée.

Notons encore que Borgioni, à l'autopsie d'un enfant hérédo-syphilitique, a trouvé une articulation huméro-cubitale remplie de pus, avec des cartilages érodés laissant à nu les surfaces articulaires.

Wiltshire cite un cas de même ordre dans le (*Britisch met. Journal, 1878, t. 1*). Max Schuller et Somma pensent que ces arthrites séreuses aiguës ou subaiguës sont une manifestation de l'infection syphilitique se localisant au niveau des articulations.

Pour en finir avec tous ces travaux étrangers si intéressants, sur lesquels malheureusement nous ne pouvons pas insister davantage, ajoutons que Virchow (*Ueber syphilitische Gelenkaffectionen. Berl. medic. Gesellsch*, 25 juin 1884), cite des observations dont l'histoire clinique manque totalement, mais où il décrit les lésions des cartilages caractéristiques de l'hérédo-syphilis. Ces ulcérations, qui ne siègent pas comme dans l'arthrite sèche sur les parties latérales du cartilage mais bien au milieu de la surface cartilagineuse, se comblent de tissu fibreux cicatriciel qui constitue ainsi à la surface des cartilages des dépressions très analogues à celles que l'on trouve sur des viscères atteints de sclérose syphilitique (foie ficelé, etc...), tandis que dans l'arthrite sèche, il y a disparition du cartilage et dénudation des extrémités osseuses. Ces lésions ont été constatées chez un homme mort à l'âge de 27 ans et qui souffrait d'une arthropathie du poignet, depuis l'âge de 5 ans. D'autrefois, ce tissu fibreux comble incomplètement les pertes de substance du cartilage et, dans l'eau, ce tissu fibreux montre sur ses bords et à sa surface des franges qui flottent.

Enfin, dans un cas de syphilis congénitale chez un enfant, l'auteur a rencontré une calcification du cartilage avec sclérose très marquée de l'épiphyse et d'une partie de la diaphyse ; il croit que, dans ces cas, il peut survenir de la suppuration et que le pus peut fuser dans la cavité articulaire.

Tels sont résumés, les principaux travaux allemands et italiens qui tentent de démontrer l'existence d'arthrites vraies (Virchow), à formes aiguës et subaiguës (Max Schuller. Somma).

Faut-il admettre cette forme aiguë, suppurative ? Faut-il considérer comme spécifiques de l'hérédo-syphilis ces lésions de cartilage nécrosés en îlots arrondis ? « Ces lésions existent, disent les incrédules, c'est possible, mais de là à affirmer qu'elles prouvent l'existence de la syphilis héréditaire tardive, il y a loin. » De plus, tous les symptômes généraux et locaux ci-dessus décrits, ne prouvent point davantage l'existence de la diathèse. «De ce qu'un enfant est manifestement hérédo-syphilitique, doit-on attribuer toutes les affections dont il est atteint à la syphilis héréditaire ? »

Pour Hénoch, pour Kirmisson, il s'agissait soit de maladie de Parrot (l'affection articulaire serait alors une complication de l'ostéochondrite syphilitique voisine), soit d'arthrites suppurées : la suppuration survenant alors comme complication d'une arthropathie hérédo-syphilitique à marche chronique, de même qu'une arthrite d'origine tuberculeuse suppure, de même que suppurent également l'arthrite qui complique souvent l'érysipèle des nouveaux-nés ou celles qui viennent accompagner certaines maladies infectieuses (scarlatine, rougeole, fièvre typhoïde, pneumonie, etc.). Or, il est parfaitement démontré que les arthrites purulentes sont dues, dans ces cas, aux microbes associés ; il en est probablement de même pour la syphilis. Adsersen (*Hopitalstidende*, 31 janvier 1894), a étudié la chose sur quarante cas survenus chez des enfants du premier âge, et il conclut que la suppuration du cartilage et la pyarthrose sont des phénomènes secondaires, surajoutés ; on n'est plus alors en présence d'une arthropathie syphilitique pure, mais d'une arthrite suppurée banale.

Pour Imbert, de Montpellier (*Gaz Hôp*. 18 fév. 1899), l'arthropathie syphilitique ne comprend pas des formes aiguës, mais seulement des lésions à évolution chronique. Enfin Kirmisson et Jacobson (*Revue d'orthopédie* 1897) concluent « que l'existence d'une forme aiguë primitive de l'arthropathie hérédo-syphilitique n'est pas démontrée et si celle-ci peut suppurer, cette suppuration est sans doute une complication qui n'a rien à faire avec l'hérédo-syphilis. »

Donc, pour tous ces auteurs, l'existence de cette forme d'arthropathie aiguë, en tant que maladie primitive, ne doit pas être admise.

Il s'agirait, dans certains cas, de la maladie de Parrot : mais si les affections articulaires que nous étudions ici s'en rapprochent au point de vue anatomique, au point de vue symptômatique, elles en diffèrent totalement : aussi, d'après les partisans de cette opinion, on serait en présence de deux phases différentes d'un même processus. Pourquoi ne pas admettre aussi bien que ces deux affections sont essentiellement distinctes, puisqu'elles se différencient par leurs symptômes !

Dans d'autres cas, il s'agirait d'arthrites suppurées : et cette suppuration serait une complication qui n'a rien à faire avec la syphilis. Il faudrait pour cela une arthropathie antérieure, ayant évolué sous la forme chronique ; mais aucun symptôme local du côté de l'articulation ne permettait même de la supposer, puisque l'attention du médecin n'a été attirée de ce côté qu'au moment où des symptômes aigus ont éclaté brusquement dans la jointure et en même temps des phénomènes généraux graves. On doit donc admettre qu'auparavant, l'hérédo-syphilis s'était installée dans l'articulation d'une manière si sourde, que rien ne pouvait permettre de la découvrir ! C'est possible, mais c'est encore bien hypothétique.

Les arthrites qui compliquent certaines maladies infectueuses comme l'érysipèle des nouveaux-nés, la scarlatine, etc, sont considérés comme produites par des associations microbiennes. Il en est, dit-on, probablement de même pour la syphilis.

Mais d'un autre côté, le bacille du tétanos ne produit les symptômes de cette affection que quand il est associé à d'autres microbes qui favorisent sa végétation en culture pure ; il parait absolument inoffensif, d'après les expériences de Vaillard et Rouget. Pour la syphilis, il en est peut-être de même, son microbe, s'il existe, n'a peut-être de la virulence que parce qu'il vit associé. Les conclusions d'Adsersen ne nous semblent donc pas aussi rigoureuses qu'on veut bien le dire, d'autant plus, qu'en ce qui concerne la syphilis, avant d'entreprendre des travaux de ce genre, il serait de toute nécessité de savoir quelle est en réalité la véritable cause de l'affection vénérienne.

D'après nous, avant l'apparition de phénomènes aigus articulaires des lésions devraient exister au niveau de la jointure, évoluant d'une manière si sourde que rien ne venait dévoiler leur présence. Puis à la faveur de manifestations spécifiques, ulcérées ou simplement congestives, visibles ou non, la suppuration d'origine microbienne s'est installée dans la jointure, et dans ces conditions il semble bien que cette suppuration apparaisse nettement comme une complication. Mais une fois bien établie, cette arthrite aiguë paraît évoluer avec des symptômes particuliers, pathognomoniques d'une affection vraie.

On ne peut faire que des hypothèses en attendant la publication de nouveaux travaux sur ce point.

OBSERVATION I.

L. SOMMA. *In Giornale internazionale delle scienze mediche (1882, p. 834)*

Arthrites des genoux et des coudes avec phénomènes généraux graves.

M. R. E. 919, née le 5 août 1881, portée à l'hospice le 6 août.

Obsérvée dans ma salle de clinique. Présente des bulles de pemphigus iclère léger, foie volumineux. État général chétif (poids du corps : 2850, longueur : 0ᵐ 46 c).

Trois ou quatre jours après, elle présente des symptômes d'arthrite à l'articulation du genou droit, puis du coude droit.

8 ou 10 jours après sur les mêmes articulations à gauche.

Traitement KI à l'intérieur, frictions mercurielles à l'aisselle et sur les articulations. Mais les symptômes généraux s'aggravent et l'enfant meurt le 3 septembre 1881. Pas d'autopsie.

OBSERVATION II. (*Même auteur*).

Arthrites des genoux avec phénomènes généraux graves. Mort.

P. C. E. 1536. Venue à Naples depuis quelques mois. Entre à l'hospice. Nourrie par l'allaitement artificiel.

9 février 1882 entre gravement malade et vient à la clinique. Dermatose polymorphe (papules et ecthyma sur tout le corps, plaques muqueuses périanales et dans la bouche), marasme avancé. Symptômes d'arthrites assez intenses dans les deux genoux.

Traitement : bain de sublimé ; à l'intérieur iodure ; onguent mercuriel à l'aisselle et aux articulations. Quinine pour la fièvre trop élevée (39°). Meurt le 21 du même mois.

Autopsie : 26 heures après, en présence des médecins et étudiants qui fréquentent mes leçons de clinique périodiques.

On note : organes internes tous sains ; seule la rate est grosse et congestionnée.

Les bases du poumon présentent de la stase. Dans les deux articulations du genou on trouve les caractères anatomiques de l'arthrite vraie ; la synoviale et le tissu cellulaire qui l'entourent présentent une inflammation diffuse. La synovie est séro-purulente et on trouve d'abondants coagula fibrineux. Les épiphyses osseuses sont profondément congestionnées et ramollies.

OBSERVATIONS III. (Même auteur).

Arthrites des genoux avec phénomènes généraux graves. Mort.

E. B. F. 227. Née à Naples le 14 février 1882.

Entrée à la clinique le 16.

Elle présente seulement un coryza intense et un grand marasme. (Poids du corps : 2 kilogs. 860, longueur : 0 m. 49 c.)

Depuis quelques jours les articulations des genoux, surtout le droit, présentent les symptômes de l'arthrite ; plus tard, on découvre les mêmes phénomènes au niveau du poignet droit.

J'ordonne la cure habituelle antisyphilitique à la nourrice et au bambim ; elle n'a que peu de succès.

Deux semaines après les symptômes locaux s'aggravent surtout au genou droit.

L'état général s'aggrave aussi ; des phénomènes pulmonaires apparaissent ; l'enfant meurt le 13 mai 1802 après avoir présenté une dermatose généralisée.

Autopsie faite 30 heures après la mort :

Presque tous les organes sont sains ; on note seulement de la congestion des méninges, de la sclérose du poumon au centre et à la base. La rate est grosse.

Au genou droit, on note que la capsule articulaire et presque tous les téguments intra-articulaires sont considérablement enflammés. Les cartilages épiphysaires surtout au niveau des tubérosités tibiales sont nécrosés. Enfin, on trouve de l'ostéite raréfiante du fémur et du tibia étendue jusqu'à la diaphyse de ces os.

Au geaou gauche,on retrouve les mêmes lésions, mais moins avancées, la nécrose épiphysaire et l'ostéite raréfiante sont moins marquées. (Les pièces ont été conservées dans mon cabinet d'anatomie pathologique).

OBSERVATION IV. (*Même auteur*).

Clinique privée. Enfant d'un riche négociant de Naples. 40 jours après sa naissance présente des symptômes de péritonite grave avec des tâches de roséole à la peau et des panaris aux doigts de la main.

Comme antécédents héréditaires notés : le père avait eu deux blennorrhagies assez longues ; la mère avait eu des écoulements et de l'irritation des organes génitaux (sic) ; ils avaient perdu un autre enfant de quelques mois avec de l'eau à la tête (sic) !

Je prescris la cure antisyphilitique à la mère.

20 jours après je revois l'enfant très amélioré quant à l'état général. Mais depuis 2 jours, s'était déclarée une arthrite inflammatoire aux deux genoux et au poignet gauche. Je fais insister sur la cure mercurielle et je prescris à l'enfant de l'iodure à l'intérieur. 15 jours après, arthrite guérie et état général amélioré.

OBSERVATION V. (*Même auteur*).

Clinique privée. Fille de riche négociant, née en oct. 1880 avec les apparences d'une bonne santé, pourtant elle était venue après 3 avortements de sa mère. Le père est syphilitique et a infecté sa femme. La mère a fait sa première cure à sa dernière grossesse et pendant 3 ou 4 mois.

Le 25e jour de la vie de cette enfant, on a observé sur la peau des papules,des pustules aux doigts des mains et des pieds,plaques périanales.

Quelques jours après paraissaient des symptômes d'arthrite au niveau de l'articulation scapulo-humérale. On soupçonne une luxation. Le professeur Vitelli appelé, ne croit pas à une luxation.

Six ou huit jours après se manifestent les mêmes symptômes aux articulations des genoux droit, puis gauche.

Traitement antisyphilitique à la nourrice, et au bout de 50 jours l'enfant est guérie.

L'enfant, revue en juillet 1882, est complètement guérie.

Groupe des ostéo-arthropathies hérédo-syphilitiques chroniques.

Première forme. — OSTÉO-ARTHROPATHIE SIMPLE...

De toutes les manifestations articulaires de la syphilis héréditaire, cette forme est de beaucoup la plus commune, ainsi qu'en témoignent la plupart des observations que nous rapportons.

Ce type se rapproche de la forme d'ostéo-arthropathie acquise décrite chez l'adulte sous le nom de « pseudo-tumeur blanche syphilitique » ou de « tumeur blanche syphilitique ».

Le siège de l'affection peut varier; elle a une prédilection manifeste pour certaines jointures, qui sont par ordre de décroissance : le genou, le coude, l'articulation sterno-claviculaire, le cou-de-pied, l'épaule, la hanche. La fréquence des lésions au genou est incontestablement plus grande : le plus souvent une seule jointure est prise, mais il n'est pas rare d'observer plusieurs articulations atteintes à la fois.

L'âge des malades est variable : 2 mois, 6 mois, 27 mois, 4 ans 1/2, 11 ans, 14 ans, à 29 ans même, on a vu des malades dont l'articulation était atteinte par l'affection que nous décrivons (Obs. VII, BRAQUEHAYE).

Symptômes. — La pseudo-tumeur blanche se présente habituellement à nous à une époque où elle s'est déjà développée notablement. Les malades ne souffrant pas ou souffrant peu ne viennent nous consulter que quand la tumeur sans cesse grandissante les gêne par son gros volume...

On est frappé des dimensions considérables de l'articulation d'autant plus que les muscles voisins sont en général atrophiés à un degré variable. Ce gonflement de la jointure est dû à l'augmentation de volume des extrémités osseuses qui concourent à former l'articulation. Tous les os de la jointure y participent, mais en des proportions variables.

Dans l'observation XIV de Guterbock ce sont les extrémités supérieures du radius et du cubitus qui se sont hypertrophiées afin d'expliquer le gonflement considérable du coude gauche : cette hypertrophie se retrouve dans les trois observations de Dureuil. Le gonflement peut être limité à l'épiphyse ou se continuer sur la diaphyse à une distance plus ou moins grande, longeant habituellement une crête osseuse (crête du tibia au bord postérieur du cubitus.) Egalement toute l'épaisseur de la diaphyse peut être augmentée de volume sur une étendue de 8 à 10 centimètres « puis par une transition presque brusque les os reprennent leur volume normal ». Il n'y a pas de changement de coloration de la peau au niveau de la tumeur, simplement on voit quelquefois un développement anormal du réseau veineux sous-cutané juxta-articulaire.

Quand on palpe l'articulation malade, on a sous les doigts la sensation d'une masse solide, dure comme la pierre, unie, lisse comme l'ivoire : c'est l'os qui s'est accru en bloc. Les tissus mous qui recouvrent la tumeur sont atrophiés.

Il n'y a pas de fongosités.

C'est surtout quand la région articulaire est augmentée dans son ensemble que la tumeur prend l'aspect d'une tumeur blanche, et dans ces conditions il existe une hydarthrose. A ce moment, le liquide épanché vient masquer

l'hyperostose des épiphyses ; mais sous l'influence du traitement, quand il se résorbe, ón la constate de nouveau.

On serait tenté de croire qu'une articulation qui est le
siège de lésions si appréciables doit être frappée d'incapacité
absolue : Il n'en est rien. C'est là un des signes les plus
caractéristiques et les plus constants. En dehors de la gêne
qu'elle éprouve de son développement considérable, en dehors
des craquements que l'on constate souvent dans l'intérieur
de la jointure pendant les mouvements de flexion et d'extension et dus probablement au frottement les unes contre les
autres des masses épiphysaires hypertrophiées, l'articulation
a conservé presque complètement sa mobilité, sa souplesse,
sa puissance.

On pourra se rendre compte de ce fait : quelque soit le
type d'arthropathie hérédo-syphilitique, l'indolence fonctionnelle est de règle. Tous les auteurs qui ont étudié ces arthropathies ont insisté sur ce point : il y a près de 70 ans, Chomel
écrivait dans ses leçons de cliniques médicales : « Il existe
une arthropathie syphilitique qui se distingue du rhumatisme chronique par la conservation des mouvements et leur
exécution sans douleur appréciable. » Dans l'observation X
de Dureuil le petit malade, malgré l'augmentation de volume
de son genou, est venu à pied de Levallois-Perret à
l'hôpital.

Dans l'observation XXII de Kirmisson, l'enfant marche,
court sans douleur, une claudication légère est le seul
signe appréciable.

Sonnenburg raconte qu'il a soigné les enfants d'anciens
soldats d'Algérie qui avaient eu la syphilis, et que ces
enfants présentaient souvent des arthropathies indolentes
au point que le diagnostic de syphilis était parfois fait, grâce
à ce signe. Il en est de même dans toutes les observations
nouvelles que nous rapportons, c'est l'indolence fonctionnelle à peu près complète. Sous la pression des doigts, au
niveau des points d'ostéite épiphysaire, le malade accuse
une douleur plus ou moins vive et souvent aussi, il accuse

des douleurs spontanées apparaissant sous la forme de douleurs ostéocopes violentes, à exacerbation nocturne : causes
d'insomnie.

L'épanchement articulaire vient fréquemment compliquer
l'ostéo-arthropathie : c'est une conséquence des progrès de
l'ostéite. Il ne faudrait pas confondre ce liquide résorbé
avec l'hydarthrose syphilitique double essentielle que nous
étudierons plus loin : là c'est toute l'affection, ici l'épanchement est un épiphénomène.

Il est en général modéré, il peut subir des fluctuations
très grandes, disparaître et reparaître avec une extrême
facilité. Il peut exister au début, ou très tardivement ou
bien ne jamais se montrer ; mais l'absence ou la présence
de cet épanchement si capricieux n'a aucune influence sur
l'évolution générale de la maladie. Le traitement en même
temps qu'il guérit l'hyperostose fait disparaître ce liquide·

Dans certains cas, s'il a de l'hydarthrose, le malade place
sa jambe en demi-flexion comme dans tout épanchement
afin d'augmenter la capacité de sa jointure ; mais cette attitude n'a rien d'obligatoire, car même avec une quantité
considérable de liquide, le sujet souffrant peu ou pas, sup-
porte facilement toute position, fait tel mouvement qu'il
désire, marche même s'il lui plaît.

C'est probablement à la gêne circulatoire provoquée par
l'hydarthrose et l'hypérostose qu'est due au niveau de la
jointure l'existence du réseau veineux sous-cutané déjà
signalé, analogue à celui qui se développe dans l'ascite sur
la paroi de l'abdomen.

Il faut noter encore l'épaississement de la synoviale infiltrée de dépôts gommeux qui naissent et s'y développent
sourdement. Cet épaississement peut être total et uniforme :
il est rare. Habituellement ces dépôts gommeux et indurés de
forme et d'étendue variables, mobiles et indolents à la pression, se localisent en certains points et en particulier au niveau des points de réflexion de la synoviale. A la palpation
on a la sensation de plaques de consistance cartilagineuse,

dures et élastiques, véritables « blindages » partiels. Quelquefois de simples noyaux plus ou moins volumineux représentent simplement cette infiltration. Ils peuvent acquérir une mobilité suffisante pour que l'on puisse croire à la présence de corps mobiles articulaires.

Ces dépôts gommeux peuvent se ramollir et s'ouvrir à l'extérieur, formant des ulcérations plus ou moins vastes, atteignant quelquefois les dimensions de la largeur de la main, à fond blafard, fongueux, bourgeonnant, à bords déchiquetés et légèrement surélevés. Sur la surface de la plaie on voit suinter un liquide peu abondant, plutôt séreux que purulent et sans odeur spéciale. Dans ces conditions, ces affections articulaires prennent un aspect particulier qui diffère des arthropathies syphilitiques ordinaires que nous avons étudiées plus haut, dont le caractère est d'évoluer sans jamais entraîner de lésions des tissus périphériques. D'ailleurs, les arthropathies hérédo-syphilitiques qui s'accompagnent d'ulcérations s'ouvrant à l'extérieur, sont excessivement rares puisqu'on ne connaît, dans la science que 3 cas semblables : deux rapportés par Guterbock, obs. XII et XIII ; l'autre, par Braquehaye, obs. VII.

L'état général n'est jamais bien satisfaisant, car la syphilis retentit habituellement sur tout l'organisme. Dans d'autres cas au contraire le sujet paraît bien portant. Jamais on ne constate de fièvre ni aucun phénomène réactionnel.

Cette arthropathie se développe avec rapidité, comme toutes les affections liées à la syphilis. Elle débute et évolue insidieusement. Dans l'espace de quelques semaines l'hypérostose est accomplie, et le gonflement terminé, l'articulation prend l'aspect que nous connaissons et qu'elle conservera des années si le traitement spécifique n'est pas essayé.

Cette hypertrophie des extrémités articulaires s'accentuant de plus en plus peut entraîner une déformation partielle de la jointure avec attitude vicieuse du membre en *genu valgum* ou *varum* ainsi que le démontre l'obs. VI ; et l'arthropathie qui, tout d'abord, avait évolué sous l'aspect de la pseudo-tumeur blanche se déforme peu à peu pour aboutir au type d'arthropathie déformante décrite par Fournier. Bien souvent il survient un arrêt d'accroissement du membre qui correspond à l'articulation touchée. Si l'on ne doit pas craindre l'ankylose qui paraît rare dans ces cas d'hérédo-syphilis, des désordres graves peuvent survenir dans l'articulation au point d'assombrir le pronostic de cette affection.

Diagnostic. — On voit donc par là de quelle importance est la question du diagnostic. Ici, le diagnostic est tout, puisque une fois qu'il est établi, le malade guérit, la plupart du temps.

Pour assurer ce diagnostic il faudra :

1° Reconnaître la pseudo-tumeur blanche.

2° La différencier des autres affections avec lesquelles on pourrait la confondre. Tout d'abord, pour affirmer d'une façon précise si oui ou non l'affection qui est en cause est d'origine hérédo-syphilitique, il faudra se baser sur des renseignements tirés de l'examen du malade, de son passé morbide, de l'état de santé de ses parents et de ses collatéraux.

Malheureusement, il n'existe pas un critérium permettant d'affirmer l'existence de l'hérédo-syphilis, chaque fois qu'on la soupçonne.

« Existe-t-il, dit Fournier, quelque signe qui permette de reconnaître ou de soupçonner la syphilis héréditaire, indépendamment des manifestations qu'elle peut déterminer dans une phase plus ou moins avancée de son évolution ? Oui, pour un certain nombre de cas et même pour la grande majorité des cas, mais ces particularités révélatrices sont loin d'être constantes ; d'abord, elles peuvent être assez atténuées, assez effacées, assez vagues d'expression pour que le diagnostic n'ait pas à en tirer d'élément de certitude ; en second lieu, il n'est pas rare qu'elles fassent absolument défaut. Notons de plus qu'aucune de ces particularités n'est, en soi, pathognomonique dans le sens stric qu'il convient d'attacher à ce mot : Ce dont nous disposons seulement en l'espèce, c'est un ensemble de signes qui n'ont rien d'absolu, qui ne comportent qu'une valeur relative... Quant à des signes pathognomoniques, nous n'en avons pas et suivant toute vrai-semblance, nous n'en aurons jamais. »

Donc, il n'existe pas de critérium de la certitude permet-tant d'affirmer d'une façon absolue l'hérédo-syphilis. Ce qu'il faut, c'est grouper tous les signes isolés et de cet ensemble de signes, on pourra conclure à l'existence de la diathèse. « Fort de votre conviction, vous maintiendrez votre dire et vous agirez en conséquence ». (PARROT).

Mʳ Fournier a dressé une classification provisoire, conforme à l'état actuel de nos connaissances, des particu-larités cliniques utilisables pour le diagnostic de la syphi-lis héréditaire. Ces particularités sont les suivantes :

Constitution, habitus, facies : enfants délicats, chétifs, amaigris, peau sombre, gris sale, terreuse, bistrée, facies vieillot.

Retard, imperfection, arrêt de développement physique : corps grêle, atrophie des organes génitaux (AUGAGNEUR) en un mot : l'Infantilisme.

Difformités crâniennes et nasales : crâne natiforme, nez en lorgnette.

Difformités osseuses du tronc et des membres : tibias en lame de sabre. Incurvation du rachis, thorax en carène.

Stigmates cicatriciels de la peau et des muqueuses : polycycli-ques, siégeant aux commissures des lèvres, au nez, à la gorge, sur le voile du palais.

Lésions oculaires : bilatérales, intenses, longues, néphélions, albugos, leucômes.

Lésions et troubles de l'organe auditif : otite purulente ou surdité brusque sans signe d'otite, rapidement intense ne s'accompagnant pas de lésions appréciables.

Malformations dentaires : microdontisme, amorphisme, crénelage.

Lésions testiculaires : petits, durs, irréguliers.

Ganglions : adénopathie au cou, quelquefois à l'aine ou à l'aisselle, évolution lente. Arrêt de développement intellec-tuel. — *Polymortalité sur la famille.*

3

Les limites restreintes de ce travail ne nous permettent pas de nous appesantir sur chacune de ces particularités cliniques, qu'il est important de bien connaître cependant. Nous renvoyons pour les détails aux ouvrages de Parrot, Fournier et autres.

Ajoutons que le traitement pourra toujours servir de critérium ; dans les cas douteux, s'il guérit l'affection. : la plupart du temps le problème sera résolu ; mais s'il ne produit aucune amélioration, il n'en faudra point conclure à l'absence de syphilis héréditaire, car il semble n'avoir aucune action sur les lésions anciennes ; de plus il y a des sujets qui paraissent réfractaires à la médication iodo-hydrargyrique (AUGAGNEUR).

Résumons maintenant brièvement la part qui revient aux caractères propres de l'arthropatie énumérés plus haut :

D'une façon générale, quand la lésion n'est pas fistuleuse et lorsque l'articulation plus ou moins gonflée prendra ou non l'aspect d'une tumeur blanche, il faudra toujours rechercher l'indolence fonctionnelle que nous savons être caractéristique des lésions syphilitiques. (Le médecin allemand Sonnenburg, dans les cas qui nous occupent, soupçonnait l'hérédo-syphilis avec ce seul signe). L'épaississement localisé de la synoviale sous forme de plaques blindées pourront également donner l'éveil. Outre ces signes, il en existe encore d'autres qui ont une grande valeur pour un observateur soigneux : pas de fièvre (à moins de complications secondaires) ; pas de fongosités, pas d'attitudes vicieuses. Lannelongue, dans une leçon publiée dans le bulletin médical 1883, fit le diagnostic immédiat d'arthropathie syphilitique rien que par l'absence de phénomènes d'arthrite. La syphilis ne s'accompagne presque jamais de suppuration, sauf dans les formes aiguës que jusqu'ici on a considérées comme des complications de formes chroniques. On ne constate jamais de destructions ligamenteuses, pas ou rarement d'abcès s'ouvrant à l'extérieur ; nous sommes loin de la tuberculose qui sans cesse ronge et suppure !

Enfin, la recherche des bacilles et des follicules tuberculeux ne donnera ici aucun résultat.

Arrivons maintenant au deuxième point de la question et
examinons rapidement tous les cas particuliers de diagnostic
différentiel.

Supposons la lésion non fistulisée :

L'absence de fièvre et de phénomènes réactionnels rendent
le diagnostic facile avec les arthropathies aiguës et l'ostéo-
myélite vulgaire des extrémités osseuses : nous n'insistons
pas.

Pour le *rhumatisme chronique mono-articulaire*, il faudra
rechercher s'il succède à une attaque aiguë, ou s'il est chronique d'emblée ; dans ce dernier cas, le diagnostic est
plus délicat surtout en dehors de la coexistence d'une affection cardiaque. Ici, c'est l'articulation qui, en premier lieu,
est atteinte, puis le mal gagne les os voisins qui s'altèrent et
s'hypertrophient. Mais, dans le rhumatisme chronique, le
gonflement des os est moins considérable que dans l'hérédo-
syphilis et les surfaces osseuses sont hérissées de saillies et
d'irrégularités caractéristiques.

L'arthrite sèche pourrait en imposer par le volume des
extrémités osseuses, l'intégrité fonctionnelle, son peu de
tendance à la suppuration, l'absence des phénomènes généraux. Elle survient ordinairement chez des sujets plus âgés.
Mais on peut, à la rigueur, la rencontrer chez des sujets qui
ont à peu près l'âge des hérédo-syphilitiques... Les déformations qu'elle entraîne sont beaucoup plus irrégulières car
ici également les surfaces osseuses sont inégales et rugueu-
ses, et les mouvements, quelquefois exagérés, font percevoir
des craquements qui, au début, consistent en de simples
frottements, s'accentuent de plus en plus à mesure que l'affection vieillit, pour prendre, à la fin, le caractère de crépi-
tations rudes analogues au bruit produit par des noix sèches
que l'on brasse.

Le diagnostic avec l'*ostéosarcome* pourra être très difficile au début, car l'ostéosarcome a de nombreux points de

ressemblance avec le syphilôme diaphyso-épiphysaire, ainsi que l'a établi le docteur P. Courrent sur le sarcome des os. (Montpellier, 1886.) Il siège le plus souvent dans l'extrémité inférieure du fémur, supérieure du tibia, supérieure de l'humérus ; dans un grand nombre de cas, le docteur Gillette a signalé l'intégrité relative de la jointure voisine. « En général, dans l'ostéo-sarcome juxta-articulaire, les surfaces cartilagineuses de l'articulation restent à l'abri de l'invasion du néoplasme, alors même que les deux os, formant ces surfaces articulaires, sont atteints, et les mouvements actifs ou provoqués peuvent être conservés, malgré le volume énorme de la jointure.... Les cas de suppuration sont excessivement rares dans l'ostéo-sarcome. » Ajoutons qu'il peut faire naître des douleurs s'exagérant la nuit, au point d'en imposer pour les douleurs ostéocopes de la syphilis osseuse. Ces quelques lignes suffiront pour faire comprendre qu'il sera facile de confondre ces deux affections.

Pour assurer le diagnostic différentiel, il faudra surtout tenir compte de deux grands facteurs différents pour chaque cas, à savoir : l'âge et le traitement. Le maximum de fréquence des lésions osseuses dues à la syphilis existe pour les enfants âgés de 5 à 12 ans. L'ostéosarcome est excessivement rare dans l'enfance jusqu'à 10 ans, il devient fréquent jusqu'à 30 ans, pour devenir une curiosité pathologique à partir de 70 ans. » Schwartz (Thèse d'agrégation, 1880). Le traitement est également un excellent moyen de diagnostic. L'iodure de potassium, qui ne peut rien contre l'ostéosarcome et la tuberculose osseuse, fait merveille habituellement dans l'arthropathie hérédo-syphilitique, quand il est administré au début.

Ces deux facteurs suffiront dans la plupart des cas. Mais il existe d'autres signes différentiels qu'il faut citer : au voisinage du sarcome, l'articulation se déforme comme elle le fait dans toute inflammation chronique. Le réseau veineux qui sillonne les téguments recouvrant l'ostéosarcome est bien plus considérable que dans l'arthropathie hérédo-syphilitique. Si la palpation révèle une tumeur osseuse, on la sent bosselée à gros lobes, recouverte d'une coque de moins en moins résistante à mesure qu'elle se développe et qui fléchit bientôt sous les doigts, comme une plaque de parchemin ou de fer-blanc. Dans les cas de sarcome à accroissement rapide, la main constate une augmentation de la température locale qui peut coïncider avec une hyperthermie générale « fièvre de néoplasme de Verneuil. » Quand le sarcome a rompu sa capsule, la fluctuation apparaît, la peau adhérente s'amincit et s'ulcère. Cette tumeur osseuse, habituellement à siège unique, évolue rapidement pour retentir bientôt sur l'état général du malade. Il maigrit, pâlit, prend une teinte terreuse. Une diarrhée continuelle l'épuise, la fièvre le consume : c'est la cachexie qui l'envahit et finira par l'emporter.

Nous arrivons au diagnostic avec la *tumeur blanche tuberculeuse*, le plus important, celui qu'il importe de connaître.

Voici le tableau comparatif qu'a dressé Fournier à cet égard :

S. H.	*Tuberculose.*
Douleurs ostéocopes, parfois vives, préludant à la constitution apparente des lésions, se continuant dans leur période d'état, sujettes à de fréquentes récidives.	Douleurs habituellement sourdes et obscures, non exaspérées par l'influence nocturne, non durables. Quelquefois même absence complète de symptômes douloureux.

Ce symptôme douleur n'est pas un signe suffisant pour assurer à lui seul le diagnostic différentiel. Car on n'attache plus et avec raison au caractère nocturne de la douleur ostéocope la valeur pathognomonique qu'on lui reconnaissait jadis.

« Dans les ostéo-arthrites tuberculeuses et dans les ostéites de même nature, dit le Dr Charvot, du Val-de-Grâce *Revue de Chirurgie, 1884)* on peut observer des douleurs nocturnes se généralisant à toute la diaphyse et aux articulations prochaines, véritables douleurs ostéocopes qui peuvent souvent en imposer. »

Ces douleurs sont encore signalées dans l'ostéosarcome, nous l'avons vu.

Revenons au tableau comparatif de Fournier :

S. H.	Tuberculose.
Constitution en général rapide de l'hypérostose syphilitique en l'espace de quelques mois ; au voisinage de cette hypérostose, état d'intégrité absolue des tissus périphériques.	Tuméfaction osseuse beaucoup moindre, beaucoup plus lente ; cette tuméfaction est bien moins le fait de la lésion osseuse que de la participation des parties molles à l'ensemble morbide ; tissus périphériques œdémateux, infiltrés, empâtés, convertis en productions fongueuses.

« Dans la grande majorité des cas, la tuberculose articulaire est primitivement osseuse, elle débute par une lésion de l'épiphyse, par une ostéite tuberculeuse. » (VOLKMANN).

« Cette ostéite tuberculeuse se présente sous deux formes cliniques qui répondent à deux âges différents du mal et présentent des indications différentes : dans la première, le mal est latent, obscur : la synoviale est tuméfiée ou saine, l'épiphyse seulement sensible dans un point limité... Dans la seconde période l'affection s'est compliquée d'un abcès sessille ou par congestion, venant de la synoviale ou de l'os. » (LANNELONGUE, juin 1882).

D'une façon générale, on peut dire que les affections osseuses de la syphilis sont à peine phlegmatiques, rarement suppuratives ; celles de la tuberculose sont toujours inflammatoires et pyogéniques. « Le terme de la scrofulo-tuberculose, c'est la carie ; celui de la syphilis, la nécrose. » (Fournier).

Le tableau comparatif dressé par M. Fournier de la syphilis osseuse et de la tuberculose osseuse se termine par les considérations suivantes :

S. H. T.	Tuberculose.
Les lésions osseuses de la S. H. T. sont presque toujours exemptes de complications locales graves, susceptibles de retomber sur l'état général et de menacer la vie par épuisement, par cachexie progressive.	Ici, on observe des complications locales graves qui aboutissent souvent à une détérioration progressive de l'économie, entraînant la mort.
Le traitement par l'iodure de potassium est le plus souvent efficace.	Le traitement par l'iodure de potassium ne donne aucun résultat.

Les propositions précédentes sont exactes pour ce qui est de l'absence ou de l'apparition de complications locales dans la S. H. T. et la tuberculose, mais quelquefois la syphilis se localisant sur l'articulation peut influencer l'état général ; M. Fournier lui-même l'indique à l'endroit de son ouvrage où il parle de la douleur dans les ostéo-périostiques syphilitiques héréditaires :

« Ces douleurs, dit-il, ont pour conséquences naturelles
» divers troubles symptômatiques tels que : troubles moteurs,
» gêne des mouvements, difficulté ou impossibilité de la
» marche. Quand les lésions occupent les membres inférieurs,
» nécessité du repos, voire d'un repos assidu, prolongé, etc.
» agitation, insomnie, fatigue, état nerveux, parfois même
» réaction sur les fonctions digestives et sur *l'état général*. »

Nous terminerons cet exposé symptômatique par la citation d'un fragment d'une clinique chirurgicale de M. le Professeur Lannelongue sur le diagnostic des arthrites syphilitiques (*Bulletin médical*, 20 mars 1887).

« Lorsque la tuberculose évolue du sein d'un os vers sa surface,
» le mode de propagation a quelque chose de spécial. La périphérie
» de l'os s'empâte, il est vrai, mais cet empâtement, constitué par les
» fongosités émanées du foyer tuberculeux et non diffus, reste assez
» longtemps sous cette forme. Plus tard les fongosités envahissent les

» muscles, les aponévroses, ou se répandent dans les espaces celluleux.
» Bref, le mal va s'éloignant de l'os, du foyer primitif, au point d'en
» être entièrement isolé parfois. Durant cette évolution, les fongosités,
» se sont ramollies à leur centre, constituant un abcès tuberculeux.
» Le syphilôme au contraire, bossue la surface de l'os, la rend noueuse,
» montueuse, la soulève à la façon d'une tumeur profondément logée :
» mais quel que soit son développement, il ne se sépare pas de l'os,
» il y reste profondément incrusté, et si plus tard il se désagrège, c'est
» pour aboutir au cratère gommeux que je vous ai montré toujours
» entouré de son talus osseux. »

En présence d'une arthropathie fistuleuse, il faudra songer à la tuberculose, maladie essentiellement pyogène, car
habituellement, comme le pensent Virchow et la plupart des auteurs, les arthropathies hérédo-syphilitiques ne
suppurent pas à moins que les formes aiguës ou subaiguës
étudiées au début de ce travail soient des affections vraies
et non des complications.

La pierre de touche du diagnostic est encore ici le traitement.

OBSERVATION VI.

MM. ROCHER ET SAUCET.

(Communication faite à la Société de médecine de Bordeaux, le 16 juin 1904.

H. P... garçon âgé de 12 ans, présente une arthropathie du genou
gauche avec déformation très caractérisée du membre inférieur en
genu valgum.

Antécédents héréditaires. — 1° le père a toujours joui d'une excellente santé, il n'est ni rhumatisant ni alcoolique. Rien ne peut nous
faire soupçonner chez lui l'existence de la syphilis ; 2° La mère cour-
tière en nourrice a toujours été bien portante. Elle s'est mariée à
l'âge de 21 ans.

13 mois après son mariage, elle accouche d'une fille à terme âgée
actuellement de 23 ans, d'une excellente santé.

3 ans après, elle met au monde un garçon également bien portant,
âgé en ce moment de 20 ans.

Puis, 2 ans 1/2 après, un nouveau garçon mort à l'âge de 18 mois, (convulsion, état méningitique, d'origine inconnue).

Enfin 6 ans après, elle accouche d'un garçon né à terme et en bonne santé : c'est celui qui fait l'objet de cette observation.

Vers le 4e mois de sa 4e grossesse, la mère constate au niveau de l'angle interne de son œil droit, sur la peau qui recouvre la branche montante du maxillaire supérieur l'apparition d'un chancre induré, inoculé par un nourrisson manifestement syphilitique, (le petit enfant avait été élevé jusqu'alors par une nourrice qui avait présenté les signes nets de cette affection vénérienne.) Quelque temps après l'apparition de ce chancre, elle ne remarqua pas sur son corps des traces de roséole, mais elle souffrit d'une céphalalgie violente, continue, à exacerbation nocturne ; ses cheveux tombèrent presque complètement pour repousser cependant dans la suite. Vers la même époque, elle ressentit des bourdonnements d'oreilles, intenses, intolérables et l'ouïe des deux côtés s'affaiblit progressivement, à tel point, que la malade resta sourde quelque temps. Elle ne remarqua rien du côté de son larynx.

Mr le professeur Arnozan, consulté : lui ordonna du sirop de Gibert. Sous l'influence de ce traitement, le chancre disparut au bout de 6 semaines, les cheveux repoussèrent en partie, l'ouïe reparut dans toute son intégrité des 2 côtés : tout sembla rentrer dans l'ordre, l'accouchement même se fit à terme et son 4e enfant vint au monde dans un état satisfaisant sans présenter aucun signe manifeste de syphilis héréditaire précoce.

Antécédents personnels. Notre malade est né bien constitué. Il fut élevé tantôt au sein par sa mère, tantôt au biberon. Il ne se développa que très lentement, et n'a commencé à marcher que vers l'âge de 2 ans, ses premières dents apparurent très tard ; il était également très avancé en âge, quand il parla pour la première fois.

A l'âge de 6 ans, il tomba dans une cave de 2 mètres de profondeur environ, et depuis cet accident, il boita de la jambe gauche, d'une façon très manifeste et sans discontinuer. Mais la mère nous fait remarquer qu'avant sa chute, il boitait légèrement, et par intermittence, car il a toujours eu, nous dit-elle, ce membre inférieur gauche très faible. A partir de cette époque, son articulation du genou se mit à grossir. Dès son début, cette arthropathie a évolué avec une indolence complète, l'enfant ne souffrant pas, pouvait marcher, courir, aller à l'école. Il est resté 8 mois dans cet état. Mais au bout de ce temps, l'articulation sans cesse grossissante prit un volume inquiétant, d'autant plus que ce genou, par ses dimensions exagérées, commençait à gêner l'enfant dans sa marche. On le présenta à l'Hôpital des enfants à la consultation de M. le professeur Piéchaud qui l'admit dans son service.

Il resta à l'hôpital 8 jours, on immobilisa son articulation malade dans un appareil plâtré et on le ramena chez lui où il resta 7 mois. Vers cette époque, il eut des troubles graves au niveau de l'œil droit : sa cornée se ternit de plus en plus, puis s'opacifia en totalité ; bientôt une inflammation très intense envahit cet œil qui s'injecta complètement. A ce moment notre jeune malade perdit la vue de ce côté. Soignée par M. le Dr Martin, cette kératite interstitielle finit par guérir en laissant sur la cornée comme trace de son passage, un très léger degré d'opacification.

En même temps, des troubles se manifestaient également du côté des oreilles atteintes d'otite suppurée.

Le 7e mois écoulé, l'articulation malade, malgré le repos prolongé et l'immobilisation dans l'appareil plâtré n'avait point diminué de volume. Il vint à différentes reprises à l'hôpital, où il a été soigné toujours pour la tuberculose du genou. Traitement : pointes de feu et immobilisation.

Au commencement de l'année 1903, voici quel était l'état de l'articulation malade : le genou était volumineux et globuleux, les épiphyses inférieures du fémur et supérieures du tibia considérablement hypertrophiées ; on remarque encore un allongement hypertrophique du fémur qu'on put constater par une mensuration et qu'une radiographie vint certifier. Il n'y avait pas de points osseux douloureux. La rotule était moins volumineuse que celle du côté opposé ; les culs-de-sac articulaires semblaient comblés par des fongosités. Quant aux mouvements de flexion et d'extension de l'articulation, ils étaient encore possibles dans une certaine étendue et on pouvait obtenir de plus quelques mouvements de latéralité.

Une ponction faite dans l'articulation n'avait pas ramené de liquide. On constata au niveau du creux poplité 2 gommes sous-cutanées, on en constata également une autre à la partie supérieure et interne de la cuisse, un peu en dedans du triangle de Scarpa. Ces gommes se sont plus tard ramollies et ont donné lieu à une suppuration spéciale plutôt séreuse que purulente et qui s'est écoulée en dehors par des trajets fistuleux. Elle a duré environ 3 ou 4 mois. La cavité de ces abcès était anfractueuse, les téguments étaient décollés sur une certaine étendue, violacés et minces sur leurs bords, et la partie profonde était tapissée par une masse jaunâtre consistante qui s'élimina peu à peu.

Traitements : pointes de feu sur le genou, cautérisation au chlorure de zinc, badigeonnage de teinture d'iode, pansement iodoformé sur les ulcérations. Aussitôt la plaie du creux poplité cicatrisée, on remit le membre dans un appareil plâtré.

Il sortit de l'hôpital, revenant de temps en temps aux consultations. Huit mois après la cicatrisation de ces abcès, notre petit malade fut frappé d'une hémiplégie totale gauche avec aphasie. L'un de nous, appelé dans sa famille, ordonna de le transporter à l'hôpital des enfants et le fit « transéater » dans le service de médecine de M. le professeur Moussous, le 24 décembre 1903.

« Cet enfant (Leuret. — Communication à la Société d'Anatomie, » 29 février 1904) était à ce moment dans un état comateux avec rela- « chement des sphincters et incontinence d'urine ». En présence de cet état grave on pensa à une lésion cérébrale d'ordre syphilitique, artérite ou thrombose, et on commença immédiatement un traitement par les injections de biiodure. « Aujourd'hui, 29 février 1904, l'enfant que je vous présente, dit M. Leuret, se sert de ses membres droits, bien qu'il persiste un certain degré de contracture qui est appelé, je crois, à persister ».

État actuel du malade (10 juin 1904).

Si on examine l'articulation, on est frappé de ses dimensions considérables, d'autant plus accusées que les muscles voisins sont manifestement atrophiés.

Elle nous offre l'aspect d'une tumeur blanche. Le membre inférieur présente une déformation très caractérisée en genu valgum, la jambe formant avec la cuisse un angle ouvert en dehors d'environ 160°, la déformation est plus apparente quand on regarde le membre suivant son bord interne que quand on le considère dans son ensemble. Ceci est dû à l'hypertrophie très accusée de toute la partie interne du genou (condyle interne du fémur et plateau interne du tibia). La peau qui recouvre la jointure est normale, les veines y apparaissent plus nombreuses et plus volumineuses que du côté sain, on y voit des cicatrices blanchâtres, traces de pointes de feu anciennes. Au niveau du creux poplité, la peau est sillonnée par une longue cicatrice avec 3 orifices cupuliformes, l'épiderme y est satiné, dépigmenté, et à cet endroit une dépression profonde indique qu'une adhérence intime s'est produite entre les tissus sous-cutanés et les plans profonds. Les épiphyses inférieure du fémur et supérieure du tibia sont augmentées de volume et plus particulièrement le condyle interne du fémur et le plateau interne du tibia qui se sont considérablement hypertrophiés pour donner à l'articulation l'aspect et au membre l'attitude que nous connaissons. A la palpation, les épiphyses donnent sous les doigts la sensation de masses dures et lisses ; on constate des boursouflures osseuses plus accusées au niveau du condyle interne hypertrophié ; la tubérosité antérieure du tibia presque doublée de volume forme une saillie que l'œil perçoit à distance. La rotule, atrophiée dans toutes les dimensions, n'apparaît pas en saillie comme à l'état normal au devant de l'articulation ; à la palpation, on sent qu'elle est petite, aplatie en forme de galet, sa face antérieure est lisse, ses bords sont minces. Elle occupe une position plus élevée que celle du côté opposé. Les tissus mous qui recouvrent la tumeur sont atrophiés : Nulle trace de fongosités ; l'induration de la synoviale formant une plaque de « blindage » qu'on constatait il y a encore une dizaine de mois, s'est résorbée sous l'influence du traitement spécifique auquel a été soumis notre jeune malade.

En plus de l'augmentation de l'articulation dans le sens transversal, on remarque un allongement hypertrophique des épiphyses, mis en évidence par une radiographie. Cet allongement hypertrophique épiphysaire produit une augmentation de l'articulation dans le sens vertical. La distance de l'épine iliaque antéro-supérieure au bord inférieur du condyle externe du côté malade mesure 0ᵐ 46, du côté sain 0ᵐ 42, soit 4 centimètres en plus. Cet allongement hypertrophique est compensé par le genu valgum, une élévation de l'épine iliaque antéro-supérieure du côté malade, et une légère inflexion de la colonne vertébrale.

Il n'y a pas de traces d'hydarthrose dans la jointure.

Malgré des lésions si appréciables, l'articulation a conservé, en partie, ses fonctions. La flexion n'atteint pas l'angle droit, l'extension est normale.

Quant on saisit l'articulation à deux mains, on peut produire des mouvements de latéralité des surfaces articulaires qui prouvent un certain degré de relâchement capsulaire. Pendant ces manœuvres, on perçoit des craquements qui ne sont pas localisés à l'endroit où les surfaces articulaires fémorales et tibiales entrent en contact ; ces craquements siègent surtout à la partie supérieure de la synoviale au pourtour de la rotule.

L'enfant marchait avec facilité et sans trop de fatigue avant son attaque d'hémiplégie ; depuis, il semble cependant éprouver plus de difficulté dans tous ses mouvements. Il a de la raideur du membre inférieur ; quand il marche, il le soulève en bloc, puis il pose son pied à plat sur le sol en tournant légèrement la pointe en dehors.

La cuisse a diminué de volume, car tous les muscles sont atrophiés, surtout le muscle triceps. Cette atrophie est visible à la simple inspection, et si on mesure cette cuisse malade à 0,05 centimètres au-dessus du pli de flexion poplité, on trouve comme circonférence 0^m 24, du côté sain, à la même hauteur 0^m 26. La différence est donc très sensible ; mais faut noter qu'avant l'attaque d'hémiplégie cette atrophie du membre était tout aussi considérable. Au niveau du triangle de Scarpa, mais un peu en dedans, on voit une cicatrice longeant les muscles adducteurs, blanchâtre, légèrement déprimée, ovalaire, peu adhérente aux tissus profonds, dernier vestige d'une gomme sous-cutanée suppurée.

Du côté malade, le tibia présente des lésions très intéressantes. Sur sa face interne et d'une façon plus précise au niveau de la partie moyenne, on sent sous les doigts des bosselures osseuses au nombre de 3 ou 4. Toute cette face, au lieu d'être plate, est bombée. Le bord antérieur est épaissi et irrégulier.

Les malléoles ne sont pas hypertrophiées. Il n'y a rien d'anormal du côté du squelette du pied. La tête du péroné ne semble pas hypérestosée. Les autres articulations sont normales. Tous les organes sont sains.

Nous nous trouvons donc en présence d'une ostéo-arthrite du type pseudo-tumeur blanche, d'origine syphilitique. Ce cas, qui est rare, est instructif à plusieurs points de vue.

Il a été l'objet d'une erreur de diagnostic jusqu'au moment où une attaque d'hémiplégie est venue donner la signature de la lésion, et cette erreur était d'autant plus facile à commettre que, développée à l'occasion d'un traumatisme, à l'époque où les tuberculoses locales font si souvent explosion chez l'enfant, elle en présentait tous les aspects cliniques. Des fongosités remplissaient les culs-de-sac articulaires ; notons cependant qu'elles étaient plus fermes, plus réduites comme volume, et localisées à la synoviale sans présenter de tendance envahissante du côté des plans voisins. Des gommes dans le creux poplité et un peu en dehors du triangle de Scarpa vinrent contribuer à égarer notre diagnostic : elles furent prises pour des adénites tuberculeuses évoluant comme elles sans phénomènes aigus inflammatoires, pour guérir au bout de 3 ou 4 mois par des attouchements à la teinture d'iode, au chlorure de zinc, et des pansements iodoformés.

L'allongement hypertrophique, si net dans le cas présent, a été signalé et étudié ces temps derniers à l'occasion de la tuberculose articulaire, et nous pensions que, dans le cas présent, la tuberculose à forme synoviale était, par son action irritante, la cause de l'hypertrophie osseuse. Or, ce fait que l'allongement hypertrophique d'un membre peut exister dans la syphilis articulaire, n'a jamais été constaté jusqu'ici. A n'en point douter, cette hypertrophie osseuse si manifeste sous la forme d'allongement, d'hyperostoses, de gonflements en masse des épiphyses, est due à la suractivité du périoste et du cartilage de conjugaison. Il s'est produit de plus ce que l'on observe dans le genu valgum ordinaire, un accroissement plus actif dans la partie interne de l'articulation, notamment au niveau du condyle fémoral, et c'est là un fait intéressant à constater que le genu valgum, au point de vue de son mécanisme pathogénique, peut relever de la syphilis.

A côté de cet allongement hypertrophique, il faut noter, faisant contraste, l'atrophie de la rotule, enchâssée dans la synoviale. Il est probable que les vaisseaux nourriciers de l'os ont été lésés et que cette insuffisance de la nutrition est la cause de l'atrophie de cet os. Cette coïncidence prouve qu'une même lésion, par des processus différents, peut déterminer au niveau d'une même articulation de l'atrophie et de l'hypertrophie osseuse. Enfin, si l'on compare l'état actuel de l'articulation avec ce qu'il fut jadis, on voit que l'ostéo-arthrite, revêtant d'abord l'aspect de la tumeur blanche par la prédominance des lésions synoviales, tend aujourd'hui à revêtir le type syphilitique déformant. La synovite syphilitique constatée très nettement, il y a encore dix mois, a régressé sous l'influence du traitement spécifique institué à l'occasion de son hémiplégie. Ces pseudo-fongosités ont disparu, en ne laissant qu'un très léger épaississement uniforme de la synoviale, un peu de rétraction de la capsule qui gêne les mouvements de flexion et quelques frottements articulaires. Nous attirons aujourd'hui l'attention sur cette déformation du membre en genu valgum, et nous nous demandons si la syphilis ne peut pas, pour son propre compte, comme le rachitisme tardif, déterminer des lésions osseuses dia-épiphysaires capables d'engendrer un genu valgum ou un genu varum, et cela sans retentir sur la synoviale. C'est là une question que nous soulevons sans la résoudre.

Quant au traitement qui a été appliqué sur cette affection, on peut le diviser en deux périodes :

1re période: On croit à la tuberculose ; c'est pendant cette période que les gommes apparaissent. Or, les lésions synoviales ont très nettement rétrocédé sous l'influence de la révulsion, et les gommes ont guéri par les antiseptiques et les caustiques habituellement employés dans la cure de la tuberculose. Les lésions osseuses n'ont été nullement influencées par le traitement, puisque l'hypertrophie a évolué lentement, et que le genu valgum s'est développé peu à peu, malgré les appareils d'immobilisation plus ou moins résistants,

La 2e période du traitement débute à l'occasion de l'attaque d'hémiplégie, et c'est à cette époque que les lésions synoviales semblent avoir disparu presque en totalité. Ce cas est donc de ceux qui semblent réagir favorablement à la médication spécifique. Aussi, vu la tendance qu'a ce sujet à se déformer davantage et la laxité de ses ligaments latéraux, nous soutenons son genou par une gouttière, réservant pour plus tard une intervention, si elle devient nécessaire.

Observation VII.

(J. Braquehaye)

Arthropathie syphilitique du genou droit chez un syphilitique héréditaire.

Le nommé F..., mécanicien à Landiras, âgé de 29 ans, se présente à ma consultation le 19 mars 1897, pour une tuméfaction notable du genou droit, avec ulcération superficielle. Ses antécédents héréditaires sont intéressants à connaître.

Sa mère a eu plusieurs enfants bien portants, dont F... est le plus jeune. Deux ans environ avant la naissance de F..., cette femme, étant placée comme nourrice, eut un chancre du sein (contagion par un nourrisson syphilitique). Bien qu'elle ne se soignât pas régulièrement, elle devint enceinte deux ans après et mit au monde F... qui vint à terme. Jamais elle n'eut de fausses couches.

A sa naissance, notre malade était petit, malingre et avait des excoriations sur le corps. Au dire d'une de ses sœurs qui l'accompagne, il n'a marché que très tard et, pendant plusieurs années, on dut lui mettre des appareils à tuteurs. Il a toujours été dur d'oreille et il faut parler assez fort pour qu'il comprenne ce que l'on dit ; de plus, pendant son enfance, il eut une affection de la cornée qui guérit après qu'on eut dit au médecin que ses antécédents étaient entachés de syphilis. Il s'agissait très probablement de kératite interstitielle.

F... s'est marié, il y a quelques années, et n'a eu qu'un seul enfant, une fillette atteinte de luxation congénitale de la hanche. La syphilis semble donc avoir frappé trois générations successives.

Vers l'âge de 8 ans, notre malade ressentit des douleurs vives, ostéocopes, dans le tibia gauche, survenant toujours la nuit. Elles durèrent pendant plusieurs années et les parents incriminèrent la croissance.

A 18 ans, le genou gauche devint gros, mais n'était pas le siège de douleurs très vives. F... ployait facilement la jambe et marchait comme autrefois sans souffrances. Il avait cependant remarqué que l'articulation était le siège de craquements. Il entra à l'hôpital Saint-André, dans le service du professeur Lanelongue, qui le soumit au traitement : IK. 2 gr. par jour. Quelque mois après, il sortait guéri.

A 25 ans, nouvelle poussée dans le genou gauche. Il entre de nouveau à l'hôpital et en sort bientôt pour continuer le traitement chez lui où il guérit encore.

A la fin de 1895, son genou droit, jusque-là intact, se prend à son tour. Mais, lassé de voir ses nombreuses récidives, F... s'adresse à un rebouteur de Bordeaux, qui diagnostique une tumeur blanche, prescrit des applications de goudron, du massage, la marche forcée et fait des passes sur son genou, en prononçant des paroles cabalistiques. Malgré des consultations fréquentes, F... ne va pas mieux ; au contraire, il voit après quelques mois apparaître une ulcération sur le bord externe du genou malade. Lorsque l'empirique qui le soigne juge que la plaie a assez donné, il fait appliquer, *pour tarir la suppuration*, des cataplasmes de fiente de vache et prescrit une tisane d'un goût très fort qui fait beaucoup maigrir le malade. Celui-ci, après 6 mois de ce dernier traitement, voyant son genou empirer, vient me consulter.

Je constate d'abord que le sujet est malingre ; il marche sans trop de douleur, mais traîne la jambe.

A la vue, le genou droit est globuleux et du volume d'une tête d'enfant à terme. Sur le bord externe, il y a une ulcération large comme la main, à fond blafard, fongueux, bourgeonnant, à bords déchiquetés, polycycliques, et très légèrement surélevés. Le suintement est peu abondant, plutôt séreux que purulent, sans odeur spéciale. La peau voisine a sa couleur normale. Les muscles extenseurs de la cuisse ne semblent pas atrophiés.

Au palper, la rotule est très nettement soulevée par du liquide ; il y en a plus d'un verre dans le genou. Les bords de l'ulcération sont souples. Du côté des os, nous notons un épaississement des épiphyses fémorale et tibiale voisines du genou et un élargissement appréciable de la rotule (un quart en plus de la rotule gauche). Par places, la synoviale semble épaissie, irrégulièrement blindée. La pression donne une sensation analogue à celle d'un kyste à grains riziformes. Les mouvements de flexion et d'extension, qui sont bien conservés, produisent des craquements très nets, perceptibles à distance. Dans le triangle crural, on trouve une masse ganglionnaire du volume d'un petit œuf de poule, dure, mobile, indolente, allongée dans son grand axe parallèlement à la cuisse.

Le genou est indolent à la pression, sauf au niveau de l'ulcération ; encore la douleur y est-elle peu vive. Les os eux-mêmes sont peu sensibles. La percussion du talon, les mouvements spontanés ou provoqués n'éveillent aucune souffrance. Le malade marche assez facilement, avec une boiterie très légère.

Il n'y a pas de mouvements de latéralité appréciables. Le genou gauche ne contient pas de liquide, mais les épiphyses osseuses voisines sont épaissies.

Pendant la flexion de la jambe, on entend des craquements très nets ; cependant les mouvements se font bien.

Les os présentent des lésions syphilitiques. Les tibias ne sont pas en lame de sabre ; mais, des deux côtés, la tubérosité antérieure forme une exostose très manifeste sous la peau et indolente à la pression.

Sur les deux clavicules, exostose saillante au niveau des insertions du sterno-cléido-mastoïdien. Les deux épitrochlées font aussi une saillie anormale.

Il n'y a rien sur les autres os. Le crâne est normal ; les bosses frontales sont peu développées. Toutes les dents du malade sont gâtées ; il ne reste plus que quelques chicots.

Traitement. — Emplâtre de Vigo cum mercurio, sur le genou droit, et, à l'intérieur, deux cuillerées de sirop de Gibert et 2 grammes d'iodure de potassium par jour.

Le 10 avril, amélioration notable : l'ulcération est presque complètement cicatrisée ; le genou a diminué de moitié.

Le 15 mai, le malade est à peu près guéri ; le blindage de la synoviale a presque disparu : il ne reste que très peu de liquide dans son genou. Il persiste cependant des craquements notables dans les mouvements de flexion et d'extension ; les épiphyses sont toujours volumineuses. Nous conseillons à F... de continuer son traitement en se reposant 15 jours après l'avoir suivi pendant un mois.

Nous revoyons notre malade le 6 août 1898. Il a suivi, nous dit-il, le traitement pendant 6 mois ; il est resté complètement guéri pendant tout ce temps. Il a pu s'embarquer depuis près d'un an sur un bateau des Messageries Maritimes qui fait le service de Buenos-Ayres, et il a fait à bord le service pénible de soutier sans accidents. Il y a 15 jours, étant à Dakar, un nègre, occupé à charger du charbon de terre, lui en fit tomber, par maladresse, un gros morceau sur la partie antérieure du genou droit. Il eut une plaie de la région prérotulienne et un épanchement très abondant au genou, 24 heures après. Le médecin du bord porta le diagnostic d'ulcère variqueux et fit un pansement antiseptique.

Quant nous voyons F..., le 6 août, le genou est dans le même état qu'au moment de sa première visite, le 19 mars 1897. Mais l'ulcération est plus vaste, plus large que la main; ses bords sont nettement arrondis.

Nous le faisons entrer à l'hôpital Saint André, dans le service du professeur Demons que nous remplacions pendant les vacances. Même traitement que l'année dernière.

Le 1er octobre 1898, le genou est en voie de guérison ; l'ulcération est presque complètement cicatrisée ; il reste encore du liquide dans l'articulation.

Nous le perdons de vue le 25 octobre. La plaie est refermée, mais le liquide n'est pas encore totalement résorbé, malgré ce long traitement ; F... est cependant assez guéri pour s'embarquer de nouveau.

Cette observation est tout à fait classique. C'est la forme qu'on a désignée sous le nom d'ostéite avec épanchement et infiltration gommeuse de la synoviale. Il ne saurait y avoir de doute sur l'étiologie de cette arthropathie. Le malade était nettement un syphilitique héréditaire ; il avait eu des manifestations de la diathèse pendant toute son existence. L'infection était même si profonde chez lui que c'est à l'influence de la vérole qu'était due, sans doute, la malformation (luxation congénitale des deux hanches) qu'avait présentée son enfant. La syphilis semble donc s'être manifestée pendant trois générations.

OBSERVATION VIII.

(BRAQUEHAYE).

Arthropathies syphilitiques des articulations sterno-claviculaires chez un syphilitique héréditaire.

Andréa L..., âgée de 15 ans, se présente à l'hôpital des enfants, avec une tuméfaction de la région sterno-claviculaire, le 18 septembre 1896, pendant que nous remplaçons le professeur Piéchaud.

A première vue, la lésion simulait une tumeur blanche, mais la bilatéralité des lésions nous engageait à pousser plus loin notre examen.

Nous apprenions ainsi que le père de cette jeune fille avait abandonné plusieurs fois sa femme et était revenu quelques années avant la naissance de la malade, avec « du mauvais mal ». La mère paraît avoir été personnellement indemne de tout accident, mais elle a eu trois fausses couches successives, dont la dernière, vers le 7° mois, donne naissance à un fœtus macéré. C'est un an environ après cet accident qu'Andréa L... vint au monde. Celle-ci fut toujours souffreteuse, difficile à élever. Elle est actuellement très grande, mais beaucoup trop mince pour sa taille. Elle n'est pas encore formée. Ses deux incisives médianes de la mâchoire supérieure ont une échancrure semi-lunaire de leur bord libre. En outre, leur face antérieure présente des stries formant des cannelures horizontales, dont les intervalles correspondent à des encoches sur le bord de la dent. Les deux canines sont très atrophiées, surtout la gauche. Si les caractères sont moins nets à la mâchoire inférieure, c'est que les dents y sont en mauvais état et que leur forme est méconnaissable.

Il y a un peu plus d'un an, notre malade ressentit des douleurs assez vives dans les clavicules et dans les épaules. Elles survenaient surtout le soir et furent attribuées à la fatigue de la journée, chez une enfant surmenée déjà par sa croissance anormale.

Il y a dix mois environ, la mère remarqua que la partie interne des deux clavicules augmentait de volume. Elle consulta un médecin qui prescrivit une pommade jaune, et deux cuillerées d'huile de foie de morue par jour. Andréa L... suivit ce traitement pendant six mois et, malgré cela, le mal resta stationnaire. Depuis quelques semaines la lésion a augmenté, et c'est ce qui a décidé ses parents à venir nous consulter.

Le 18 septembre, nous constatons une tuméfaction des deux articulations sterno-claviculaires, surtout marquée à gauche où elle atteint le volume d'un petit œuf; la peau n'a pas subi de changements notables de coloration, cependant le réseau veineux superficiel est anormalement développé. Pas de douleur vive à la pression ; les mouvements de l'épaule se font librement. Par la palpation, on sent que les extrémités osseuses (surtout les extrémités claviculaires) sont très épaissies. La tumeur elle-même est molle, fluctuante, adhérente à l'os. S'il n'y avait les antécédents de la malade, et la symétrie des articulations frappées, nous aurions pensé sans hésiter à une tumeur blanche.

Mais, pour les deux raisons précédentes, le traitement suivant fut institué : sirop de Gibert, deux cuillerées ; I. K., deux grammes par jour.

Le 5 octobre, l'amélioration est des plus nettes, et malgré une légère éruption d'acné due sans doute à l'iodure, nous continuons le traitement.

Le 19, la tuméfaction a disparu. Il ne reste plus qu'un gonflement de la partie interne des deux clavicules.

La guérison s'était maintenue à la fin de novembre 1896, quand nous avons revu la malade pour la dernière fois.

Cette deuxième observation est d'un diagnostic moins net que la précédente. Quand la malade s'était présentée à nous, nous avions pensé d'abord à une ostéite tuberculeuse ayant envahi l'articulation sterno-claviculaire. Cependant les antécédents de cette jeune fille, la bilatéralité des lésions internes et l'indolence presque absolue des points osseux malades nous firent instituer le traitement spécifique. Le résultat thérapeutique si rapidement obtenu venait encore confirmer notre diagnostic. Il s'agissait néanmoins d'un cas difficile et, à un examen superficiel, beaucoup de faits de ce genre doivent être pris pour des arthrites tuberculeuses.

Il est intéressant de noter que là comme dans l'observation précédente, l'arthropathie est survenue pendant l'adolescence.

OBSERVATION IX.

(Résumée, DUREUIL.)

Syphilis héréditaire. Hyperostose du tibia droit. Pseudo-tumeur blanche du genou gauche, avec hydarthrose.

Léon O..., 11 ans.

A 6 semaines, diarrhée et ulcérations péri-anales traitées par Bouchut par un « médicament clair et légèrement salé » et rapidement guéri par ce traitement.

A 9 ans, à la suite d'un léger coup sur la jambe, gonflement du tibia droit, et, un an après, il se forma à la surface de la tuméfaction des plaies douloureuses, dont l'une persiste encore.

Il y a six semaines, sans cause appréciable, augmentation de volume rapide du genou gauche. Pas de douleur, il continue à jouer.

En février 1880, le tiers supérieur du tibia droit est doublé de volume. On perçoit par le palper une hyperostose recouverte par une cicatrice blanche, lisse, adhérente à l'os, avec, à la partie supérieure, une ulcération ecthymateuse ; douleur à la pression sur l'hyperostose.

A gauche, genou volumineux ; tuméfaction énorme, lisse, des extrémités articulaires, se continuant sur une longueur de sept centimètres sur le tibia et de six centimètres sur le fémur. Peau intacte.

Epanchement modéré dans l'articulation, remontant à six semaines ; ni fongosités, ni épaississement de la synoviale ou des tissus voisins.

Pas de douleurs par l'exploration ; mouvements libres ; légère boiterie, mais pas de souffrance : le madade vient à pied à l'hôpital.

Parmi les antécédents, la mère a eu, sur huit grossesses, deux fausses couches et cinq enfants morts en bas âge. (Notre malade est né entre le deuxième et le troisième de ces derniers.)

Père nie la syphilis, mais a eu une paralysie de la troisième paire, sa mère aurait été atteinte de la diathèse.

Sous l'influence du traitement (K I et Vigo), le volume des épiphyses diminue et l'épanchement se résorbe.

OBSERVATION X.
(Résumée). DUREUIL.

Ostéo-arthropathie hyperestosique héréditaire de la tibio-tarsienne gauche.

Garçon de 14 ans. Pas d'antécédents suspects.

En janvier 1880, douleurs paroxystiques nocturnes à l'extrémité inférieure de la jambe gauche ; augmentation du gonflement du bas de la jambe et du pied pendant un mois ; ne cesse cependant pas de marcher.

En mars 1880, augmentation du volume de la tibio-tarsienne gauche ; peau intacte ; hyperostose du tibia dans ses huit ou dix centimètres inférieurs. Indolence absolue, mouvements entièrement libres ; pas de craquements, pas d'hydarthrose, pas de fongosités.

Antécédents héréditaires vagues, la mère a eu deux fausses couches ; le père a eu un bouton sur la verge avant son mariage.

Sous l'influence du traitement (K I), amélioration notable.

OBSERVATION XI.

(Résumée). DUREUIL.

Pseudo-tumeur blanche du coude gauche.

Louis G..., 3 ans. Souffre depuis quelque temps de son coude gauche qui, depuis six semaines, a notablement augmenté de volume.
A la palpation, l'extrémité humérale est hypertrophiée sur une étendue de cinq centimètres ; le cubitus et le radius sont aussi hyperos-
tosés sur la même longueur.

Peau intacte, ni empâtement, ni fluctuation, ni fongosités.

Exploration indolore, mouvements conservés. La mère a eu deux
fausses couches, le père a eu des accidents plus que suspects étant
soldat.

Pas d'antécédents personnels.

Traitement K I. Malade non suivi.

OBSERVATION XII.

(Résumée). GUTERBOCK, premier mémoire.

Marthe R..., 2 mois. Pas d'antécédents.

Etat le 29 décembre 1875. Gonflement du poignet droit constitué
par une augmentation de volume des épiphyses inférieures du cubitus
et du radius.

Gonflement analogue de l'extrémité supérieure du tibia gauche qui
se continue le long de la crête tibiale.

Le genou droit a l'aspect d'une tumeur blanche et l'on y perçoit un
gonflement dur de l'extrémité correspondante du fémur.

De plus, il existe à la face interne du fémur, à quelques pouces
au-dessus de l'articulation, une ouverture fistuleuse qui conduit sur
des os dénudés.

Gonflement léger du poignet gauche sous l'influence du traitement
antisyphilitique, les fistules se ferment, les extrémités osseuses dimi-
nuent de volume et, au bout de deux mois, l'enfant est considéré
comme guéri.

Observation XIII.

(Résumée). Guterbock, premier mémoire.

Antoine B..., 6 mois. Pas d'anamnestiques.

Cachexie, desquamation de la plante des pieds, gonflement considérable des trois extrémités osseuses du coude gauche : le membre est dans l'attitude d'une subluxation du coude en arrière. Immédiatement au-dessus de l'articulation, ulcération bourgeonnante conduisant, par un trajet fistuleux, sur l'extrémité dénudée de l'humérus.

Au-devant de la jambe gauche, au-dessous du genou, gonflement fluctuant qui donne l'impression d'un abcès sous-périosté.

Par le traitement, tous les symptômes disparaissent, les ulcères se ferment, les épiphyses dégonflent.

On interrompt le traitement et, un mois après, survient une rechute ; le traitement est repris et amène la guérison définitive.

Remarquons dans ces deux observations de Güterbock, la faible part qu'il donne à la description clinique, surtout celle des signes fonctionnels.

De plus, ce sont les deux seules observations où il est fait mention de fistules.

Notons aussi le tout jeune âge des malades en coïncidence avec cette fistulation.

Observation XIV.

(Résumée). Robinson.

Ostéite avec épanchement articulaire.

G. P..., 3 ans 1/2.

Janvier 1892. — Hydarthrose assez douloureuse du genou gauche ; gonflement de l'extrémité inférieure du fémur jusqu'au milieu de la diaphyse.

Gonflement léger du tibia droit au tiers supérieur. Rien dans le genou.

Antécédents syphilitiques multiples : kératite, coryza ; plusieurs frères ou sœurs morts en bas âge.

Traitement antisyphilitique.

Mai 1892. Gonflement fluctuant du pariétal droit.

30 août. Le pariétal n'est plus gonflé ; les jambes sont presque normales. Dans une deuxième période de la maladie, l'enfant présente : une périostite fluctuante du tibia droit, un gonflement de l'extrémité inférieure du radius droit avec empâtement dans l'articulation du poignet ; des périostites de l'extrémité inférieure des deux fémurs, et du quatrième métacarpien droit.

Malgré le traitement, on voit, le 22 septembre, survenir une perforation du voile du palais ; mais bientôt les diverses manifestations s'amendent et la guérison est rapide.

OBSERVATION XV.

(Résumée). ROBINSON.

Ostéite, avec infiltration gommeuse de la synoviale.

C. H..., 10 ans,

18 juin 1895, gonflement du genou droit datant de 15 jours ; hydarthrose ; gonflement de l'extrémité inférieure du fémur.

Au niveau du condyle interne on sent une masse nodulaire, adhérant profondément. C'est, évidemment, une gomme sous-périostée.

Pas d'antécédents syphilitiques nets.

Toutes ces lésions, y compris le nodule condylien, disparaissent par l'iodure.

OBSERVATION XVI.

(Résumée) ROBINSON

Ostéite avec infiltration gommeuse de la synoviale

E. W..., fillette chétive, 11 ans.

Gonflement du genou gauche datant de neuf mois. Douleurs ostéocopes.

Gonflement du tiers inférieur du fémur. Hydarthrose. La synoviale est épaissie par endroits. Au-dessus du condyle externe on sent une perte de substance et le condyle lui-même est mou. Genu valgum prononcé. Epaississement du tiers supérieur du radius gauche depuis six mois ; perte des mouvements du coude.

Triade d'Hutchinson au grand complet.

Sous l'influence du traitement, on constate une amélioration remarquable au bout de six mois.

OBSERVATION XVII.

(Résumée) ROBINSON

Ostéite avec infiltration gommeuse de la synoviale

K. C..., 11 ans.

15 février 1895. Gonflement du genou gauche datant de un an. Hypertrophie de la partie inférieure du fémur. Infiltration gommeuse en forme de croissant au niveau du cul-de-sac supérieur de la synoviale, et épaississement analogue au niveau du ligament latéral externe.

Hydarthrose abondante. Hyperextension possible ; quelques légers mouvements de latéralité. Pas de douleurs spontanées.

Ulcération du voile du palais, do l'amygdale ; surdité, altérations dentaires, cicatrices cutanées.

Grande amélioration par le traitement ; celui-ci interrompu, une récidive survient ; alors, le traitement est repris et le malade guérit complètement.

OBSERVATION XVIII

(Résumée) FALKSON.

Garçon, 11 ans.

Mère présentant des accidents secondaires pendant la grossesse ; après cet enfant, elle en a eu cinq autres, morts dans la première année.

Antécédents personnels : Eruptions, ulcérations, lésions oculaires. Depuis huit mois, gonflement et endolorissement du genou droit ; actuellement kératite parenchymateuse. Gonflement du genou droit avec épaississement de la capsule. Epanchement léger. Sensibilité générale de la peau à la pression.

Mouvements douloureux, lents, mais ayant conservé toute leur amplitude ; en marchant, le jeune garçon évite de fléchir le membre.

Amélioration rapide sous l'influence du traitement spécifique.

OBSERVATION XIX.

(Résumée)

ULLMANN (Société viennoise de dermatologie)

X.. .,22 ans.

Il y a six semaines, le malade a eu un ulcère du côté externe de l'articulation tibio-tarsienne, ulcère guéri par le traitement antisyphilitique.

Il présente une affection du genou dont il n'avait pas conscience. La capsule articulaire est distendue ; les ligaments ne sont pas relâchés ; le malade marche ; indolence parfaite.

Sur les tibias, exostoses considérables, soulèvement fusiforme des os de l'avant bras. Pas de signes actuels de syphilis héréditaire. La mère est morte en couches, ! de syphilis, après la naissance du malade ; celui-ci aurait présenté dès sa naissance des signes de syphilis.

OBSERVATION XX

(Résumée)

MILLON (Rev. mens. des mal. de l'enfance. avril 1896).

Garçon de 15 ans ; rien du côté de la mère ; le père aurait eu des accidents des plus suspects.

L'enfant a eu, à 5 ans, une affection grave de l'œil ; depuis l'âge de 6 ans, lésion du genou droit et gommes cutanées multiples.

Actuellement : bosses frontales saillantes ; dents d'Hutchinson ; ulcération superficielle à bords non décollés sur la face antéro-externe des jambes.

Genoux énormes; tuméfaction irrégulière de l'extrémité inférieure du fémur; distension de la synoviale. Pas de déformation de l'extrémité supérieure du tibia. Atrophie des muscles de la jambe et de la cuisse.

Ostéite peu abondante, foie énorme, mamelonné à sa surface, au bord ligneux et incisé. Amélioration rapide des lésions articulaires et disparition des lésions cutanées, sous l'influence du traitement spécifique mixte, mais mort par troubles cardiaques. Pas d'autopsie.

Observation XXI.
(Résumée.)

E. Kirmisson et G. Jacobson (*Revue d'Orthopédie*, 1897, p. 367).

Ostéo-arthropathie chronique hérédo-syphilitique du genou gauche, avec hydarthrose.

Charles L...., 4 ans 1/2, amené pour gonflement très marqué du genou gauche.

Antécédents héréditaires. Le père a eu, il y a cinq ans ou six ans, tous les accidents classiques de la syphilis. Actuellement, il a de la glossite syphilitique, avec leucoplasie buccale; grand fumeur, alcoolique.

La mère n'a pas eu d'accidents nets. Cinq enfants.

1er enfant : garçon, mort-né au 7e mois de la grossesse.

2ᵈ enfant : garçon âgé actuellement de 10 ans 1/2, atteint d'otite chronique suppurée.

3e enfant : fille morte à l'âge de 6 mois, avec éruption généralisée.

4e enfant : fille âgée actuellement de 6 ans ; a eu, il y a deux ans, une grosseur à l'anus, traitée avec succès par le sirop de Gibert et l'iodure.

Le 5e enfant est notre malade : à 18 mois éruption généralisée guérie par des frictions mercurielles; depuis, l'enfant s'est bien porté.

En décembre 1895, gonflement du genou. Indolence. Hôpital (pointes de feu, puis appareil plâtré pendant dix-huit jours sans résultat. Affection non douloureuse, alternative de mieux et de pis.

17 septembre 1896. Genou encore augmenté de volume. Epanchement modéré, pas de fongosité. Mouvements passifs indolores, conservation intégrale de tous les mouvements. Pas d'attitude vicieuse du membre. Genu valgum léger. Extrémité supérieure très augmentée de volume,

le condyle interne fait une forte saillie sur la face interne du membre. L'enfant boîte légèrement. Jamais de douleurs dans son genou malade.

Diagnostic : ostéo-arthropathie hérédo-syphilitique.

Traitement : frictions mercurielles et K I.

1er octobre 1896. Amélioration. Il reste du côté externe du cul-de-sac sous-tricipital un nodule dur de la grosseur d'un haricot.

15 octobre 1896. Même état. Plus de nodule.

29 — Guéri à peu près.

12 novembre 1896. Guérison complète. Traitement supprimé.

10 décembre 1896. Ramené. Genou gonflé de nouveau. Épanchement léger. Le traitement est repris.

24 décembre 1896. L'épanchement a diminué.

20 janvier 1897. Guérison complète. Traitement interrompu.

OBSERVATION XXII

E. Kirmisson et G. Jacobson (*Revue d'orthopédie*, 1897, p. 370).

Ostéo-arthropathie hérédo-syphilitique de la hanche gauche.

André Q..., 27 mois, 4 février 1896, boîte légèrement, porte son membre inférieur gauche en abduction, bassin abaissé du même côté. Pas de symptômes évidents du côté de l'articulation caxo-fémorale. On pense cependant à une coxalgie.

27 avril 1897. Idée de la coxalgie se confirme, mais d'une coxalgie spéciale. On constate un empâtement de la partie supéro-externe de la cuisse. Une ponction explorative ne ramène rien.

17 octobre 1896. Augmentation encore plus considérable de la grosseur. Conservation des mouvements. Pas de douleur. Pas d'attitude vicieuse du membre. On remarque sur l'abdomen une éruption un peu cuivrée. Ces papules guérissent et laissent des macules qui blanchissent et disparaissent. Glossite desquamative de la langue.

20 octobre. Examen de la hanche sans chloroforme. On a l'impression d'une affection juxta-articulaire. On examine les parents.

Mère. Rien à signaler.

Père. 24 ans a eu la syphilis.

L'enfant est soumis au traitement spécifique.

10 novembre 1896. Amélioration, malgré l'existence de l'augmentation de volume de l'articulation. Légère claudication.

17 décembre. Gonflement diminue. L'enfant marche sans boiter.

30 janvier 1897. Guérison complète.

Ostéo-Arthropathie déformante.

Cette forme d'arthropathie a été étudiée pour la première fois, il y a plus de vingt ans, par Méricamp. M. Fournier résume de la façon suivante l'ensemble clinique par lequel se traduit cet état pathologique des articulations.

« Déformations générale et partielle de la jointure affectée ; saillies anormales des extrémités articulaires, qui présentent ou une tuméfaction massive ou bien des tubérosités isolées en formes d'apophyses surnuméraires ou d'ostéophytes ; indolence de l'arthrite acquise par le temps ; mais craquements plus ou moins rudes dans les mouvements actifs ou passifs, limitation fréquente de ces mouvements, soit dans un sens uniquement, soit à la fois en plusieurs sens ; quelquefois attitude vicieuse du membre devenue permanente ; quelquefois aussi, mais plus rarement, arrêt de croissance et atrophie relative de ce membre, etc. »

Pas de phénomènes inflammatoires du côté des tissus, pas d'épanchements synovial articulaire, seulement quelque craquements dans l'intérieur de l'arthrite qui n'a subi aucune modification dans sa manière d'être. L'articulation voisine est absolument respectée, tous les mouvements sont faciles et s'exécutent bientôt sans douleur ; la seule chose importante à signaler, c'est la gêne mécanique qui leur est apportée par suite du contact des extrémités osseuses plus ou moins hypertrophiées se heurtant l'une contre l'autre, se gênant mutuellement ; les mouvements articulaires sont aussi limités dans leur étendue physiosique.

On peut réduire à deux fondamentales les périodes de l'évolution de ces ostéo-arthropathies déformantes. La première période est tout entière occupée par le développement de l'hypérostose et ce développement peut se faire sous deux formes principales : une forme subaïguë dont la durée varie habituellement entre trois et cinq mois ; une forme chronique à durée presque indéterminée ; rarement ces ostéo-arthropathies aboutissent à la suppuration, c'est un de leur caractère distinctif. Au développement de l'hypérostose est lié le symptôme douleur sur la valeur duquel M. Fournier insiste beaucoup. La douleur précède souvent la naissance de l'hypérostose ; elle persiste pendant toute la durée du développement de cette hypérostose, mais avec une intensité variable ; ainsi, pour ne parler que des termes extrêmes, il est des cas où la douleur est excessive, suraiguë, d'autres cas, au contraire, où elle est médiocre et attire à peine l'attention du malade. Elle cesse avec le développement complet de l'hypérostose.

Ajoutons que cette arthropathie siège habituellement au niveau des coudes, et ce fait viendrait prouver l'exactitude de l'opinion de Parrot à savoir que les ostéophytes après le crâne préfèrent siéger au niveau de cette articulalation.

L'âge des malades est de 17 et de 28 ans dans les deux seules observations publiées jusqu'à présent. Dans l'observation XXIII que nous rapportons, le petit garçon atteint d'arthropathies multiples était âgé de 8 ans ; dans l'obs. VI le petit malade, qui présentait une affection articulaire ayant évolué tout d'abord sous l'aspect d'une tumeur blanche, pour prendre ensuite les caractères de l'arthropathie déformante, était âgé de 12 ans.

Voilà donc une symptômatologie qui ne diffère guère de celle de l'ostéo-périostite hypérostosante. Le caractère essentiel de cette arthropathie, c'est d'être déformante et cette déformation due à une hypertrophie épiphysaire de forme plus ou moins bizarre et de volume plus ou moins considérable, explique la douleur du début et la gêne des mouvements. Mais du côté de l'articulation on ne signale rien qui vienne qualifier le terme d'arthropathie puisque la jointure est absolument indemne. C'est pourquoi certains auteurs préfèrent ranger simplement ces faits dans le cadre des ostéopathies pures, et ne point qualifier différemment l'hypérostose qui siège sur l'épiphyse et celle qui siège sur la diaphyse : à leur avis, c'est créer une distinction inutile.

D'autres auteurs et en particulier Danjou (th. de Paris 1888) proposent de réunir en une seule la pseudo-tumeur blanche syphilitique et l'arthropathie déformante, « car ces deux formes d'arthropathies, différentes en apparence, possèdent néanmoins l'une et l'autre les caractères de l'ostéo-arthropathie déformante : 1º point primitivement lésé toujours osseux ; jamais d'arthrite réactionnelle, envahissement articulaire par progrès de la lésion osseuse ; 2º déformation de la région envahie.»

Nous serions tentés de nous ranger à cette opinion dernière, d'autant plus que le jeune malade qui fit l'objet de notre observation VI avait présenté une arthropathie à forme de pseudo-tumeur blanche qui évolua pour prendre l'aspect déformant : nous avons déjà insisté sur ce point. Mais l'ostéo-arthropathie déformante ne débute point nécessairement par le type « pseudo-tumeur blanche » et la jointure peut être lésée, déformée partiellement ou en totalité par des hypérostoses plus ou moins bizarres, plus ou moins massives développées primitivement, sans autre phénomène qu'une douleur plus ou moins aiguë qui précède et accompagne ce travail osseux.

Avant d'en finir avec l'ostéo-arthropathie déformante, nous signalerons la multiplicité des articulations atteintes simultanément.

Observation XXIII.

Moussous.

En résumé, cette arthropathie a pour caractère essentiel d'être déformante ; elle rappelle au premier abord, un peu l'arthrite nerveuse, un peu l'arthrite sèche. Elle apparaît

chez des individus entachés de la diathèse ainsi qu'en témoignent les recherches de Parrot.

En somme, s'il peut paraître difficile pour certains auteurs
de créer en cette forme une variété bien distincte d'arthropathie, il ne semble pas douteux pour tous que la syphilis
héréditaire puisse entraîner des ostéopathies à prédominance
épiphysaire que l'on peut qualifier *d'arthropathies* et dont le
type doit être jusqu'à nouvel ordre considéré comme conforme à la description minutieuse qu'en ont donnée Méricamp et Fournier.

Observation XXIII.

(Due à l'obligeance de M. le professeur Moussous).

**Syphilis héréditaire tardive avec arthropathies
multiples.**

Communication faite à la Société de médecine et de chirurgie de Bordeaux, 14 décembre 1900 :

M. le professeur Moussous présente un petit garçon âgé de huit
ans, conduit dans son service de l'hôpital des enfants, pour des
arthropathies multiples.

Antécédents héréditaires. — Père mort à 37 ans, un an et demi
après la naissance du petit malade. La mort, survenue après deux
années de maladie, paraît, d'après les détails donnés, devoir être
attribuée à la tuberculose pulmonaire. Mère paraissant jouir d'une
bonne santé et niant toute manifestation morbide, présente ou
ancienne pouvant se rattacher à la syphilis. Du ménage sont nés cinq
enfants. Toutes les grossesses étant venues à terme, à l'exception du
malade qui est le 4e, tous ces enfants ont succombé.

Le 1er, au moment même de l'accouchement (présentation du
siège).

Le 2e, 8 jours après la naissance (muguet).

Le 3e, le 2e jour (cause inconnue).

Le 5e, mort accidentelle en nourrice (étouffé à 3 mois).

Antécédents personnels. — Accouchement facile. Pas d'asphyxie
à la naissance. Nourri au sein par sa mère jusqu'au 4e mois. N'aurait

présenté comme trouble pathologique pendant cette période qu'une bronchite. La mort du père force la mère à placer l'enfant successivement chez deux nourrices : chez la 1re pendant trois mois, chez la 2e, pendant un an. Les bronchites se répètent à plusieurs reprises. Il y a des troubles digestifs avec gros ventre. A l'âge de 3 mois, léger degré de photophobie sans aucune lésion visible du côté des yeux. De 3 à 4 ans, chute successive de toutes les dents de lait. A 4 ans, éruption cutanée de nature inconnue, mais n'ayant duré que quelques jours.

En septembre 1899, la kératite est assez prononcée pour modifier l'aspect des yeux ; l'enfant est conduit à un oculiste. En décembre de la même année, apparition de troubles de l'audition : l'ouïe diminue progressivement sans phénomènes douloureux du côté des oreilles, sans aucun symptôme d'otite. Il n'y a jamais eu d'otorrhée. C'est en mai 1900, que remonte le début des arthropathies, précédées depuis plusieurs semaines de phénomènes douloureux au niveau des jambes. *Phénomènes douloureux* à exaspération nocturne. Les genoux sont les premières articulations prises ; puis peu de temps après, le coude droit et enfin les articulations métacarpo-phalangiennes. En dépit des lésions des genoux, la marche, quoique défectueuse reste toujours possible.

Etat actuel. — Enfant chétif, de petite taille pour son âge, n'est pas inintelligent, mais voit et entend assez mal.

Les yeux, examinés par le Dr Lagrange sont atteints de kératite interstitielle. Les opacités cornéennes offrent toutes les apparences de a kératite liée à l'hérédo-syphilis.

Les oreilles, examinées par le Dr Moure, présentent des troubles fontionnels liés à des lésions du labyrinthe et tels qu'on en trouve parfois au cours de l'hérédo-syphilis.

Toutes les dents manquent, à l'exception de quelques débris qui représentent les vestiges de molaires cariées. Il n'y a pas le moindre indice de la poussée prochaine des dents permanentes. Sur la fesse gauche existent deux petites cicatrices : l'une à la partie moyenne, de l'étendue d'une lentille, l'autre un peu plus étendue, très superficielle, voisine du sillon interfessier et qui offre tous les caractères des cicatrices fessières signalées par Parrot. Pas d'athrophie testiculaire. Le thorax offre les apparences du thorax des rachitiques, aplati littéralement, saillant en avant, au niveau du sternum, le ventre est volumineux.

Les deux genoux sont très tuméfiés, surtout en dedans. La peau qui les recouvre a sa couleur et son épaisseur normales ; elle conserve toute sa mobilité. La palpation ne permet de constater ni empâtement des tissus périarticulaires ni épanchement de liquide intra-articulaire. Les doigts arrivent presque directement sur le tissu osseux. Les épiphyses sont très volumineuses, mais ont conservé leurs formes générales. Ce sont les condyles internes qui sont particulièrement tuméfiés. Le genou droit présente, au niveau de l'interligne articulaire, une circonférence de 27 c. 1/2 ; le gauche, de 26 c. 1/2.

On ne constate ni saillie, ni anfractuosité au niveau des surfaces osseuses articulaires. Elles ne sont pas sensibles à la pression ni à la percussion.

Les mouvements actifs et passifs sont possibles et ne sollicitent pas en apparence de sensations douloureuses. L'extension peut être obtenue d'une façon presque complète, mais la flexion reste limitée à peu près à la moitié de son excursion normale. Pendant les mouvements imprimés aux genoux, on ne perçoit aucun craquement. Les muscles triceps cruraux sont très atrophiés, surtout dans leur portion inférieure. Le réflexe rotulien est cependant conservé. Les malléoles internes et externes sont tuméfiées, mais à un degré moindre que les extrémités osseuses qui prennent part à la formation de l'articulation du genou. Les mouvements d'extension et de flexion du pied semblent un peu gênés. Rien du côté des articulations du pied et des orteils.

Pas de tuméfaction appréciable au niveau des articulations coxofémorales, dont les mouvements ne semblent ni douloureux ni limités. Au niveau des membres inférieurs rien à signaler du côté des poignets, mais les épiphyses supérieures de l'humérus sont augmentées de volume tant à gauche qu'à droite. Quelques craquements dans l'articulation scapulo-humérale droite. L'athrophie des muscles périarticulaires et du deltoïde en particulier permet d'apprécier plus nettement encore le volume exagéré de la tête fémorale. Au niveau du coude droit, les mouvements d'extension, de flexion, de pronation et de supination ne conservent pas leur amplitude normale et en l'absence de tout signe d'arthrite, on constate que cette gêne est due à la tuméfaction très marquée des extrémités supérieures du radius et du cubitus. Enfin, des arthropathies importantes et de distribution assez symétrique, existent encore au niveau des mains. Ce sont les articulations métacarpo-phalangiennes qui sont particulièrement intéressées, les 1ᵣₑ, 3ᵉ, 4ᵉ et surtout 5ᵉ. A l'encontre de ce qui a lieu au niveau des autres articulations malades, on éveille, par la pression, une certaine sensibilité, et la palpation dénote un peu d'empâtement des tissus recouvrant les extrémités osseuses.

Les articulations des phalanges entre elles ne sont pas absolument respectées, mais la tuméfaction des articulations de la 1ʳᵉ et de la 2ᵉ phalange au niveau du médius et de l'annulaire, seules articulations atteintes, se réduit à peu de chose. Il n'y a pas de déviations latérales des doigts, aucune attitude vicieuse en flexion ou en extension. La radioscopie montre de la façon la plus évidente que les gonflements articulaires sont constitués au niveau des deux genoux par une hyperostose considérable des épiphyses (plateau du tibia d'une part, condyles fémoraux d'autre part).

Au niveau des mains, au contraire, dans les régions malades, les contours des extrémités osseuses des phalanges ou des métacarpiens sont un peu moins nets que d'habitude ; la tuméfaction semble manifestement en rapport avec de la périostite et de l'ostéite raréfiante.

Réflexions

Malgré l'absence de renseignements précis fournis par l'interrogatoire on ne peut mettre en doute la syphilis héréditaire. La nature des accidents oculaires et auriculaires, l'aspect des cicatrice cutanées ne laissent prise à aucun doute. La chute prématurée et le non-renouvellement des dents, l'arrêt général de la croissance sont en outre des troubles d'ordre trophique, dont on ne peut méconnaître l'importante signification. Quant aux arthropathies, elles sont tout à fait spéciales. Elles s'écartent par bien des points des arthrites du rhumatisme chronique déformant ou du rhumatisme pseudo-infectieux. Pas d'épanchements intra-articulaires, pas d'attitudes vicieuses, pas d'épaississements de la synoviale, pas de tendance à l'ankylose.

Elles offrent au contraire tous les traits distinctifs des

arthropathies de l'hérédo-syphilis tardive, tels qu'ils nous sont indiqués par certains auteurs et, en particulier, par Fournier, qui note expressément que dans des circonstances assez rares où il a pu les rencontrer, elles s'offraient avec tous les caractères constatés chez notre petit malade. Il s'agit surtout d'ostéo-périostite épiphysaires qui, après une période d'évolution plus ou moins longue et généralement douloureuse, arrivent à constituer d'énormes hypérostoses massives des extrémités articulaires. La nature syphilitique des arthropathies nous semble donc évidente comme celle des autres accidents constatés chez notre malade. Le traitement déjà institué d'une façon intensive pourra, nous l'espérons, amener une légère répression des arthropathies encore en évolution, telles que celles des articulations métacarpo phalangiennes, mais il restera, bien entendu, sans effet sur les arthropathies de date plus ancienne.

OBSERVATION XXIV.

(Résumée.) DUMENIL.

Ostéo-arthropathie déformante du coude droit.

Th... 17 ans.

La mère présente des accidents tertiaires graves, (gommes, nécrose). La maladie aurait débuté lors de la grossesse dont est né l'enfant en question.

Le malade n'a jamais présenté d'accidents syphilitiques, mais quelques temps après sa naissance, la mère a remarqué une déformation singulière du coude droit qui persiste.

Avant-bras droit en pronation, amaigri ; à la partie externe du coude, saillie osseuse située entre l'olécrâne et l'épicondyle. Le sommet de cette saillie suit les mouvements imprimés au radius, mais elle est déjetée en arrière de l'axe de cet os.

Le bord externe de l'humérus se continue aussi plus bas qu'à l'état normal.

Gêne dans les mouvements, mais pas de douleurs.

Il y a trois ans, maladie des yeux qui a guéri spontanément.

Depuis deux ans et demi, exostose du tibia droit au tiers supérieur peu douloureuse.

OBSERVATIONS XXV.
(Résumée.) MÉRICAMP.

D... 28 ans.

La mère nie la syphilis ; mais elle a eu une destruction du voile du palais et de la luette, survenue dix-huit mois après la naissance du malade. Troubles cérébraux huit ans plus tard. *Antécédents person-nels.* A 3 mois, accidents cutanés soignés par trousseau par des bains de sublimé : à 5 ans, affection des deux coudes et de l'épaule droite ; à 7 ans, accidents oculaires graves ; à 12 ans, affection grave du tibia droit ; abcès et ulcérations qui mettent 4 ans à se fermer ; à 17 ans, accidents graves du côté de fosses nasales, de la voûte pa-latine et de la gorge ; coryza avec élimination d'esquilles ; effon-drement du nez, ulcération de la lèvre supérieure, perforation du voile du palais ; ces lésions se réparent en deux ans et demi.

Etat actuel. Membre supérieur droit remarquable par l'arthropa-thie du coude et par son arrêt d'accroissement.

a) Coude fortement saillant en arrière ; la proéminence est formée par une grosse saillie cuboïde formée par la tête du radius, pas de luxation ; l'olécrâne est à sa place, en retrait sur la tumeur osseuse. Il existe de plus une saillie osseuse sur l'humérus, au-dessus de l'épi-trochlée ; au-dessus de l'hypérostose de la tête radiale se trouve sur l'humérus une autre saillie conoïde.

Indolence de l'articulation.

Flexion complète, mais extension limitée à 160 degrés, attitude habituelle ; demie-flexion et demie pronation ; la demie pronation est constante et irrémédiable ; il y a ankylose dans cette position.

b) Arrêt de développement du membre ; raccourcissements por-tant sur tout le bras. Diminution d'épaisseur ; la tête de l'humérus est elle-même atrophiée.

L'articulation de l'épaule est libre ; tous les mouvements sont possi-bles, mais avec des craquements ; osthéophyte pyramidale sur la face externe de la tête humérale.

Le malade se sert volontiers de son membre droit qui est cepen-dant moins vigoureux que le gauche.

Le coude gauche présente aussi des malformations, mais légères ;

dans l'extension, le membre fait un angle obtus ouvert en dedans. Au-dessus de l'épicondyle, saillie due à l'augmentation de volume de la tête radiale.

Mouvements de l'articulation radio-humérale normaux.

L'auteur incrimine la syphilis héréditaire, dans ce cas, en raison des antécédents du malade, de la fréquence des ostéophytes dans la syphilis héréditaire (surtout à l'extrémité inférieure de l'humérus) et de l'indolence.

Hydarthrose double syphilitique héréditaire.

Nous arrivons à la description de la variété d'arthropathie hérédo-syphilitique : *l'hydarthrose double des genoux.* —
C'est une forme que l'on considère comme rare, bien à tort
d'après nous, car en dehors des cas observés et décrits par
quelques auteurs, nous en avons nous-même remarqué deux
types très nets, apparus à quelques semaines d'intervalle.

Certains auteurs, et parmi eux Sancereaux, Bouilly,
Defontaine, Danjou, Fournier, ont soutenu que cet épanchement intra-articulaire que nous étudions, était toujours un
épiphénomène, un accident lié à des troubles articulaires
manifestement primitifs, une complication de lésions habituellement osseuses, déterminant la production de cette
hydarthrose, soit par irritation, soit par gêne circulatoire,
— le mécanisme intime nous en échappe encore. —

C'est vrai dans l'ostéo-arthropathie étudiée précédemment,
mais il existe une hydarthrose primitive, une hydartrose,
maladie qui naît d'elle-même sous l'influence de la S. H. sans
qu'on puisse remarquer des lésions voisines pour la provoquer.

Pourquoi ne pas admettre que le virus hérédo-syphilitique
qui n'épargne aucun tissu du corps humain ne puisse altérer
la synoviale, au même titre que la blennorrhagie qui peut
provoquer une arthrite simplement constituée par un épanchement intra-articulaire vulgaire, au même titre que la
tuberculose des jointures qui peut y créer une hydropisie en
tout point identique à l'hydarthrose simple, au même titre
encore que la scarlatine, la dysenterie ? On refuse à la

syphilis un pouvoir que l'on reconnaît à d'autres maladies infectieuses !

On a dit encore que la syphilis n'aime pas les séreuses et qu'il n'y a pas de péritonite syphilitique ; mais de même il y a bien un rhumatisme articulaire et il n'existe point de péritonite rhumatismale !

Ceux qui veulent rejeter l'hydarthrose hérédo-syphilitique pure peuvent encore se retrancher derrière l'hypothèse d'une lésion, située en un lieu inaccessible à la palpation, ainsi par exemple : un point d'ostéite caché à la partie postérieure de l'articulation, entre les deux condyles. Il faut donc admettre un point d'ostéite enkysté, avec du tissu sain au voisinage, ou bien une petite gomme située dans l'épiphyse ou dans quelque cul-de-sac de la synoviale, inaccessible aux recherches, qui déterminerait dans la jointure une hydarthrose comme le tubercule de l'épididyme ou du poumon provoque un épanchement dans la vaginale ou dans la plèvre. C'est possible, mais comment se fait-il que cette lésion ait le privilège de toujours rester cachée, à l'abri de toute palpation ? S'aider du bénéfice d'hypothèses plus ou moins hasardées pour contester des faits qui paraissent nettement authentiques, c'est en tout cas adopter une méthode d'investigation peu logique et fort discutable.

On peut donc conclure à l'existence d'une hydarthrose primitive hérédo-syphilitique, comme à la période tertiaire et à la période secondaire de la syphilis.

Caractères de cette hydarthrose. — Ce n'est pas une affection rare, nous l'avons, pour notre part, rencontrée assez fréquemment : le tout est d'y songer et de la rechercher.

Elle se montre de préférence vers l'âge de 13 ans (de 8 à 15 ans) chez les garçons ou chez les filles.

Un point intéressant à noter c'est que cette hydarthrose *siéga toujours aux genoux;* on n'a pas encore, croyons-nous, constaté cet épanchement au niveau d'une autre jointure. Il serait très intéressant de rechercher la cause de cette situation constante d'une affection, qui paraît avoir pour les genoux une singulière prédilection. Peut-être, pourrait-on dire que ces articulations étant dès le début soumises à un travail plus considérable que toutes les autres, semblent par ce fait offrir un terrain propice au développement de la maladie ; d'autant plus que cette articulation du genou paraît anatomiquement très bien disposée pour contenir une masse liquide, qui s'y développe.

Cette affection nous offre tous les symptômes ordinaires d'un épanchement articulaire, mais jamais dans ces cas, l'hydarthrose constatée ne nous donne la sensation d'une tumeur tendue, car la quantité du liquide n'est jamais bien considérable, tout au plus la jointure paraît-elle à moitié remplie.

Cet épanchement se développe lentement, sourdement, presque sans douleur, sans gêner l'articulation dans son fonctionnement, au point que les malades, ne paraissent guère s'en ressentir, et la plupart du temps, c'est le médecin qui le découvre.

Dans une de nos observations, nous avons constaté, en effet, que le malade atteint d'hydarthrose, continuait à monter à bicyclette comme si rien n'était.

Les mouvements passifs ne provoquent pas non plus de phénomènes douloureux : *l'articulation est pour ainsi dire indifférente.*

On ne constate ni contractures, ni attitudes vicieuses. Point d'empâtement, point de modifications de la peau, point d'élévation de la chaleur locale. Sous l'influence du repos, cet épanchement se résorbe en partie pour reparaître bientôt sans douleur à la moindre fatigue, et on assiste ainsi à la production d'alternatives d'augmentation ou de diminution du liquide dans la jointure, se présentant rapidement et sans la moindre cause. La synoviale, ainsi soumise à un exercice anormal, s'épaissit de plus en plus, et en certains points, ces épaississements étant plus marqués donnent aux doigts la sensation de noyaux plus ou moins durs, pouvant faire croire facilement à l'existence de corps étrangers articulaires.

À la palpation, c'est à peu près tout ce que l'on constate et encore très souvent ces nodosités font défaut. Quant aux os du voisinage qui concourent à la formation de l'articulation, ils semblent complètement épargnés, Il n'y a pas comme dans les cas précédents une ostéite concomittante, déterminant une tuméfaction osseuse nette. Ici, c'est l'épanchement qui est tout ; tout au plus peut-on constater sous la pression des doigts, au niveau des régions épiphysaires, une douleur vague accusée par le malade et provenant de ces parties osseuses « légèrement ramollies » (Scutton).

Bientôt ce ramollissement va disparaître, le liquide se résorbe et l'articulation va reprendre son aspect habituel, au point que le médecin n'y pourra rien constater d'anormal, et cela dans l'espace de quelques jours. Des points d'ostéite n'évolueraient pas en si peu de temps vers la guérison.

Un autre caractère important de cette affection : c'est la *symétrie des lésions*. Les deux jointures sont toujours atteintes et presque généralement l'une après l'autre.

Tout d'abord, un genou est envahi par le liquide, puis quelques semaines, quelques mois, ou même une ou deux années après, l'autre articulation se trouvera prise et l'affection y évoluera de la même façon.

Habituellement le mal est plus tenace d'un côté que de l'autre, mais rien ne va nous permettre de préciser de quel côté la guérison s'effectuera le plus tôt.

Cette symétrie des lésions est un fait capital qui caractérise une fois de plus la syphilis héréditaire : Un genou est-il atteint d'hydarthrose ? on peut affirmer que l'autre, dans quelque temps, va se prendre à son tour à moins évidemment que l'affection n'ait débuté par celui qui paraît intact au moment de l'examen. De même, quand on montre à l'ophtalmologiste un enfant présentant d'un côté une kératite interstitielle, le praticien avertit la famille que le mal gagnera l'autre œil : cela ne manque presque jamais.

C'est qu'en effet, l'hydarthrose double des genoux de même que la kératite interstitielle, de même que la plupart des manifestations de l'hérédo-syphilis ont pour caractère commun d'aimer la symétrie.

Nous sommes conduits maintenant tout naturellement à signaler la fréquence, nous dirons même la *corrélation* qui existe entre cette forme d'arthropathie héréditaire et la kératite interstitielle. C'est encore un autre caractère de cette affection de coïncider presque toujours avec la kératite parenchymateuse, et il semble bien démontré que l'arthropathie peut précéder de quelques mois, d'un an au plus la manifestation oculaire ; elle peut éclater en même temps qu'elle ou bien se montrer à son déclin.

Les phlegmasies oculaires, on le sait, sont fréquentes dans la syphilis héréditaire. Elles occupent le 1er rang dans la statistique de Fournier (101 fois sur 202 cas de S. H.) : les maladies le plus souvent observées sont la kératite et l'iritis.

Nous ne nous occuperons que de la kératite interstitielle sans cependant entrer dans une description de cette lésion, ce qui n'est pas le propre de ce travail. Nous voulons simplement examiner, comparer les principales opinions émises sur sa signification et tirer de cet examen rapide une conclusion sur son degré de valeur en matière de diagnostic de l'hérédo-syphilis. En effet, si la kératite interstitielle ne devait pas être considérée comme une manifestation de la syphilis héréditaire, notre développement qui va suivre n'aurait plus sa raison d'être.

3 opinions diverses et opposées sont en présence:

1° Hutchinson, en 1859, déclarait qu'une variété de kératite dite kératite interstitiele chronique était presque une conséquence directe de la syphilis héréditaire. Après lui quelques auteurs sont allés plus loin, et ont affirmé que cette affection oculaire était due exclusivement à l'hérédo-syphilis.

Voici l'idée de Parrot à ce sujet.

« Quant à la kératite diffuse et à la choroïdite constatée surtout
» chez des sujets âgés de plus de huit ans ; je n'ai jamais eu l'occa-

» sion de les observer et la lecture des observations d'Hutchinson ne
» m'a pas absolument convaincu. »

2° Panas et Dauphin considèrent la kératite interstitielle comme
une manifestation de la cachexie et de la misère physiologique orga-
niques chez l'individu porteur de cette affection.

Mais on n'a pas manqué de répondre avec beaucoup d'à propos que
cette kératite s'observait aussi chez des sujets de constitution moyenne, soumis à une hygiène rationnelle et n'ayant jamais connu la
misère.

3° Enfin Mackensie et avec lui beaucoup d'auteurs n'hésitent pas
à rattacher à la srofule la kératite interstitielle diffuse si bien que
pour affirmer et spécifier sa nature ils l'appellent, kératite scrofuleuse :
Mais l'existence de cette kératite a été signalée bien des fois et nous
osons même dire la plupart du temps, chez des sujets non entachés
de scrofule, on ne doit donc pas, même avec la meilleure volonté du
monde décerner à la kératite interstitielle le qualificatif de « scrofuleuse. »

Il résulte de la comparaison de ces trois opinions différentes, que la kératite interstitielle étant sous la dépen-
dance de plusieurs maladies générales, de plusieurs « tem-
péraments » dans le sens propre que donne Mr Bouchard à
ce mot, on ne peut la considérer comme l'expression exclusive d'un quelconque de ces états divers.

« Il semble bien plus légitime, dit Mr Fournier, bien plus conforme
» aux données de la clinique et de l'anatomie de la considérer comme
» une lésion de nutrition, lésion qu'à la vérité s'approprie fréquem-
» ment l'hérédo-syphilis, comme elle s'en approprie tant d'autres
» d'ailleurs, pour en faire une de ses expressions familières. »

Si donc on ne peut légitimement accorder à la syphilis
héréditaire la propriété exclusive d'engendrer la kératite
interstitielle, il faut du moins songer à l'hérédo-syphilis, chaque fois qu'on est en présence de cette affection oculaire.
C'est la conclusion par laquelle Baker et Story terminent
leur travail sur les altérations dentaires et la kératite diffuse
dues à l'hérédo-syphilis. Ces auteurs estiment que la syphilis
héréditaire est habituellement la cause de la kératite et que

même, quand on ne pourra découvrir les traces de la diathèse, il sera toujours mieux de recourir au traitement antisyphilitique.

Cela dit, revenons à la corrélation qui existe entre l'arthropathie que nous étudions et cette affection oculaire.

Un auteur anglais, Clutton, a le premier insisté sur ces faits.

Il fait suivre son travail d'un tableau synoptique de onze cas d'arthropathie qu'il a observés. Sur ces onze malades, dix avaient de la kératite interstitielle en évolution, cinq avaient les dents caractéristiques de la syphilis héréditaire, quatre avaient des exostoses tibiales et deux seulement étaient atteints d'une surdité absolue.

M. le docteur Puech, de son côté, eut son attention appelée sur des cas semblables, et en compulsant les cas de kératite hérédo-syphilitique observés depuis six ans, soit 27, il trouva que onze fois le malade portait son arthropathie en venant le consulter. Donc, onze fois cette affection articulaire apparaissait pendant l'évolution ou au déclin des lésions oculaires ; mais dans les autres cas, de même que chez le onzième malade de Clutton, l'arthropathie avait pu évoluer bien avant l'apparition de la kératite pour se trouver guérie au moment où le médecin était appelé à traiter les yeux malades. M. le docteur Puech, sur le même nombre de sujets, n'a relevé que cinq fois des troubles plus ou moins profonds de l'ouïe.

Nous-même, pendant les consultations de M. le docteur Fromaget, avons observé quatre cas nouveaux semblables, quatre fois la concomittance de ces deux affections existait ; chez aucun d'eux, nous n'avons noté des troubles de l'ouïe.

Donc, cette arthropathie caractérisée par une hydarthrose double des genoux a eu dans presque tous les cas observés plus haut, comme compagne la plus fidèle, la kératite interstitielle qui est assurément la manifestation la plus nette de l'hérédo-syphilis.

Dans tous nos classiques, on décrit depuis Hutchinson ce

qu'il a nommé la triade : dents, kératite et troubles de l'ouïe ; quant à l'arthropathie, on la signale en passant sans plus de commentaires, car on la considère comme rare. Il est bien certain que cette affection des genoux évolue, la plupart du temps, sans attirer l'attention du malade, à fortiori celle du médecin ; et cependant, à notre avis, les troubles de l'ouïe et les lésions dentaires sont moins fréquents que l'arthropathie, qui a, avec la kératite interstitielle de telles affinités qu'on ne peut songer à l'une sans penser à l'autre, et nous sommes amenés tout naturellement à considérer comme justes les conclusions de M. le docteur Puech :

« La triade d'Hutchinson devrait donc s'adjoindre un facteur important et s'appeler une pléiade, dans laquelle l'arthrite du genou jouerait, au point de vue du diagnostic oculaire, un rôle aussi, sinon plus prépondérant, parce que plus fréquent, que les troubles de l'audition. Ces derniers, du reste, tout en étant indéniables, n'ont pas avec la kératite parenchymateuse la même intimité, si je puis ainsi m'exprimer, que l'arthropathie du genou

» Nous voyons, en effet, des hérédo-syphilitiques devenir sourds, souvent longtemps avant ou longtemps après l'apparition de la kératite parenchymateuse. Nos observations semblent, elles, au contraire, montrer que l'arthropathie précède de quelques mois, d'un an au plus, la manifestation oculaire, le plus souvent éclate en même temps qu'elle, ou bien se montre à son déclin ; cela ne présente pas toujours une acuité susceptible d'attirer dès son début l'attention soit du malade de ce côté, lorsque son âge semblait comporter un certain degré d'observation de soi-même, soit des parents auprès desquels les enfants ne se plaignent qu'à la longue. Parents ou malades ne vous parleront pas du reste d'une affection qui ne saurait avoir pour eux la moindre relation avec l'affection oculaire. Cette relation est du reste ignorée de beaucoup de praticiens. »

Il ressort de là une situation et des particularités de pratique sur laquelle il n'est même pas utile d'insister tant elles sont évidentes :

Toutes les fois qu'on nous présentera un malade atteint de kératite interstitielle et manifestant en même temps des lésions articulaires avec les caractères ci-dessus indiqués, il faudra considérer cette arthropathie comme une manifestation hérédo-syphilitique : l'affection oculaire fera donc songer à la diathèse.

De même, toutes les fois qu'on nous montrera un enfant atteint d'hydarthrose double des genoux ne présentant pas ou n'ayant pas présenté de kératite interstitielle, nous pourrons prévenir sa famille qu'une maladie grave va peut-être se déclarer du côté des yeux, pouvant entraîner la perte de ces organes ; et dès les premiers signes d'apparition de l'affection, on devra instituer un traitement énergique qui la fera disparaître aussi complètement que possible.

Nous avons cru bon d'insister un peu sur cette corrélation qui existe entre la kératite interstitielle et l'arthropathie que nous étudions ici ; au point de vue pratique, ces détails nous paraissent avoir une grande importance.

Evolution de cette hydarthrose. — Relativement à l'évolution de cette hydarthrose, nous connaissons déjà le début insidieux, la marche également insidieuse de cette affection. Ce qu'il est très important de noter, c'est l'extrême lenteur de son développement et la longue durée qu'elle affecte : 4 mois, 8 mois, un an même (la durée est en moyenne de 6 mois).

Diagnostic. — Tout d'abord, comme précédemment, il importera d'affirmer d'une façon précise, si l'on se trouve en présence de l'hérédo-syphilis, et pour cela il faudra rechercher tous les renseignements tirés de l'examen du malade, de ces antécédents morbides, de l'état de santé de ses parents et de ses collatéraux. Nous avons déjà insisté sur ce point dans le chapitre qui précède.

Quant aux particularités cliniques que présente cette affection, elles sont tout à fait caractéristiques et le diagnostic de cette forme d'hydarthrose doit être chose relativement facile, surtout quand on soupçonne déjà l'hérédo-syphilis.

Le siège d'un épanchement au niveau des genoux, son évolution insidieuse et lente, l'intégrité fonctionnelle de l'articulation atteinte, l'indolence complète de l'affection, la symétrie des lésions et dans bien des cas la concomittance d'une kératite interstitielle suffiront largement à éclairer l'observateur.

Il faudra toujours demander au malade ou aux parents si l'épanchement est de date récente, s'il s'est développé avec rapidité à la suite d'un traumatisme articulaire quelconque (entorse, contusion, hémarthrose antécédente, fracture de cuisse pouvant déterminer une arthrite séreuse, irritation due à la présence d'un corps étranger). Quand ce commémoratif d'un traumatisme antécédent est absent et quand il s'agit d'une hydarthrose spontanée, il faut songer surtout à deux affections : le rhumatisme chronique chez les sujets d'un certain âge, la tuberculose chez les jeunes malades.

Le rhumatisme chronique, accompagné d'un épanchement, se révèlera par 3 symptômes nets :

1° La déformation se traduisant par une augmentation des extrémités osseuses, dures, lobulées, garnies d'aspérités qui font corps avec l'os ;

2° Les douleurs spontanées, peu modifiées par les mouvements passifs offrant le caractère d'un endolorissement rhumatoïde des muscles ou de douleurs névralgiques, le long des troncs nerveux.

3° Les craquements auxquels donne lieu le jeu des surfaces articulaires, comme un bruit produit par un sac de noix qu'on agite. Au début, ce sont de simples frottements que l'on compare au bruit produit par deux morceaux de velours qu'on l'on frotte l'un sur l'autre.

Tels sont les signes principaux. Ajoutons que le rhumatisme chronique, même partiel, peut affecter plusieurs articulations à la fois, et que dans quelques cas, les ligaments détruits, les cavités élargies par suite du dépouillement des surfaces articulaires, expliquent la mobilité anormale de la jointure pouvant aller jusqu'à la luxation pathologique. Enfin, pour en finir avec le rhumatisme chronique, mentionnons sa longue durée et son incurabilité habituelles.

L'hydarthrose tuberculeuse peut, au début, se confondre

avec l'hydarthrose syphilique, car elle revêt, elle aussi, une allure intermittente, un début insidieux, lent, sans douleur; elle laisse libres les mouvements articulaires, intacts les os et les ligaments. La synoviale épaissie en certains points, surtout au niveau du cul-de-sac, révèle au doigt des produits de coagulation fibrineuse ressemblant à des grains de riz ou des grains de melon : les corps hordeiformes ou riziformes. Même cette dernière particularité ne peut influencer l'observateur, car on sait que dans l'hydarthrose syphilitique la synoviale épaissie par places en impose souvent pour des corps étrangers.

Mais bientôt s'accentue l'envahissement de la synoviale par les fongosités, l'épanchement de la jointure devient moins évident à mesure que l'empâtement des tissus periarticulaires se forme, et à la longue, la suppuration apparaît; de sorte que là, comme dans l'ostéo-arthropathie tuberculeuse étudiée précédemment, le terme naturel est l'apparition d'un abcès sessile ou par congestion venant de la synoviale ou de l'os. Nous n'insistons pas.

En dehors de ces deux affections, la blennorrhagie peut provoquer une hydartrose gonococcienne qui succède habituellement à une forme aiguë et le diagnostic en est alors facile. Mais il peut se faire qu'elle soit d'emblée la seule manifestation du rhumatisme blennorrhagique, alors les symptômes généraux et douloureux font défaut, la fièvre manque, le malade a l'usage de son ou de ses articulations, sa durée est longue et sa guérison peut survenir spontanément d'une façon complète; mais elle dégénère souvent en arthrite déformante. Se fondant d'abord sur l'absence des signes essentiels de toute arthropathie syphilitique héréditaire, le clinicien sera guidé en outre par le caractère parfois mono-articulaire de la lésion, par la recherche des autres manifestations de la blennorrhagie, par la tendance aux raideurs articulaires ou à l'ankylose, par le manque de récidives, enfin, et surtout, il lui suffira, pour en reconnaître la véritable nature, d'examiner avec soin cliniquement et bactériologiquement l'urêtre, la vulve, le vagin et les conjonctives.

Pronostic. Le pronostic de cette hydarthrose due à l'hérédo-syphilis, en tant qu'affection, est relativement bénin. Sa durée est habituellement longue ; mais, sous l'influence du traitement mixte et très souvent du simple repos, avec compression légère, le liquide se résorbe peu à peu et la jointure qui n'a jamais perdu sa puissance fonctionnelle, reprend son aspect normal.

OBSERVATION XXVI.

(Inédite).

(PERSONNELLE).

Hydarthrose double des genoux concomittante avec de la kératite interstitielle.

Madeleine R... 9 ans, habite les environs de Lormont.

Antécédents héréditaires. — Voici les renseignements que j'ai pu obtenir de la mère : le père de l'enfant qui nous occupe est âgé de 45 ans environ ; actuellement il paraît jouir d'une bonne santé. Il y a un peu plus de dix ans, il a eu une espèce « d'eczéma » (?) qui a disparu tout seul. Vers cette époque, il a souffert de maux de tête violents à exacerbation nocturne qui guérirent complètement à la suite d'un traitement ordonné par son médecin. Il remarque qu'un enrouement dont il était atteint disparut également à la suite de ce même traitement. Il affirme avoir perdu ses cheveux. Il n'est ni rhumatisant, ni alcoolique.

(Il ne lui a pas été possible de m'indiquer le nom du médicament qui opéra sa guérison.)

La mère nie toute atteinte de syphilis. Elle n'a eu ni chancre, ni éruption quelconque. Elle a de temps en temps des migraines quelquefois très douloureuses et « qui la rendent très malheureuse ».

Pas de fausse couche. Elle a eu deux enfants : l'aîné, une petite fille âgée actuellement de 9 ans, fait l'objet de cette observation ; l'autre, de 2 ans plus jeune, est un petit garçon d'une santé très délicate. Il ne paraît avoir aucune manifestation d'hérédo-syphilis.

Antécédents personnels et état actuel. — Notre malade est née chétive, maladive. Elle a souffert de bonne heure de troubles gastro-intestinaux. « C'est un miracle, dit la mère, que sa fille soit encore vivante, car elle a été constamment entre la vie et la mort ». On ne lui constate à sa naissance ni éruption pemphigoïde, ni ictère, seulement l'enfant « mouchait beaucoup. » Elle mit ses premières dents tard. Elle ne se développa que très lentement et ses jambes constamment grêles ne soutinrent le corps que vers l'âge de 14 ou 15 mois. A deux ans, elle eut la coqueluche, peu de temps après, la rougeole. Aussitôt après cette maladie infectieuse apparurent une série d'accidents sur lesquels nous allons insister quelque peu.

A l'âge de 3 ans, un violent mal d'yeux se déclara : la cornée droite se ternit de plus en plus puis s'opacifia complètement comme si elle s'était recouverte d'un voile blanc. L'enfant perdit la vue de ce côté. Elle fut conduite à M. le Dr Fromaget, qui déclara à la mère que l'autre œil, très probablement, ne tarderait pas à présenter une affection analogue : en effet, 1 mois après, l'autre œil était pris. Au bout de 5 à 6 mois d'un traitement rigoureusement suivi, la petite malade recouvrait la vue à peu près complètement. Voilà donc une kératite interstitielle double qu'il est très important de noter.

A peine les yeux étaient-ils guéris, d'autres troubles vinrent jeter l'alarme dans la famille. Du côté des oreilles des bourdonnements intenses apparurent brusquement, l'ouïe s'affaiblit de plus en plus pour disparaître bientôt complètement des 2 côtés. La mère affirme que jamais elle n'a constaté un écoulement purulent au niveau des conduits auditifs. Deux ans après la guérison de sa kératite, les parents s'aperçurent que le genou droit de la petite malade était plus volumineux que l'autre. Elle n'en paraissait point souffrir puisqu'elle marchait, courait, s'amusait comme ses petites camarades. Peut-être pouvait-on constater que le soir, sans doute après les fatigues de la journée, elle traînait légèrement la jambe quand elle marchait.

Dès lors, la mère surveilla avec soin l'articulation malade. Environ 3 mois après cette première constatation, elle remarqua que l'autre genou, c'est-à-dire le gauche, grossissait à son tour. Les deux étaient donc pris. Alors, bien que ne souffrant pas ou très peu, la fillette refusa de marcher sans doute par suite de la gêne que lui causaient ses jointures trop volumineuses. Alarmés, les parents consultèrent un médecin qui la soigna pour des rhumatismes, sans aucune amélioration.

Au bout de quelques mois, le genou commença à décroître pour reprendre peu à peu son volume normal. Longtemps encore le genou gauche resta volumineux, à la fin, comme l'autre il guérit.

On croyait bien l'enfant complètement remise, quand 5 ans après, sans raison connue, le genou droit de nouveau se mit à grossir. La petite fille avait alors 9 ans. De plus, comme elle ne voyait pas les objets très distinctement, sa mère, au mois de mars dernier, la conduisit de nouveau à la consultation des yeux du docteur Fromaget. C'est là que nous avons eu l'occasion de la voir et de l'examiner nous-même.

État actuel. — L'apparence générale de cet enfant est celle d'un être des plus chétifs, elle a la figure d'une petite vieille, sa peau terreuse et ridée lui donne un facies décrépit : ce type de facies sur lequel Trousseau a insisté, suffisant d'après lui pour diagnostiquer la syphilis presque à coup sûr (?).

La malade, nous l'avons dit plus haut, est amenée ici par ce que son acuité visuelle est défectueuse : on constate en effet qu'elle est atteinte des deux côtés d'astigmatisme mixte, fréquent en effet après une kératite interstitielle.

Du côté des oreilles, nous l'avons dit : surdité absolue.

Tout naturellement nos recherches se portèrent du côté de la bouche où nous avons noté des malformations dentaires très importantes : une carie très avancée de la plupart d'entre elles a déterminé la chute de celles dont on constate l'absence et elles sont nombreuses. Les incisives sont petites, irrégulières, crénelées, comme sculptées en dents de scie.

Les deux incisives supérieures présentent en outre au niveau de la partie médiane de leur bord libre une échancrure semi-lunaire très apparente. Les canines sont très pointues, et les molaires, à peine sorties de la gencive et très petites, au lieu de présenter une surface de trituration régulière, se trouvent constituées au contraire par des élevures plus ou moins aiguës, plus ou moins hautes, au nombre de quatre ou cinq pour chacune d'elles et séparées les unes des autres par des petites rigoles. Ajoutons enfin que toutes ces dents ne sont point accolées les unes aux autres dans un ordre régulier. Séparées pour la plupart les unes des autres par un espace plus ou moins considérable, les unes débordent en avant, les autres au contraire semblent se diriger vers le plancher de la bouche. En somme, nanisme, amorphisme, implantation vicieuse et carie : tels sont les signes constatés du côté des dents. Ajoutons pour en finir avec la bouche que la voûte palatine est en ogive.

Du côté de la peau, des muqueuses, du squelette, nous n'avons rien noté d'intéressant.

Arrivons à la description de l'arthropathie.

Le genou droit est manifestement beaucoup plus gros que le gauche. Pas de changement de coloration de la peau, pas d'arborisations veineuses.

La palpation dénote une fluctuation nette : le choc rotulien est facilement senti. Sous la pression des doigts on ne constate pas, surtout au niveau des épiphyses juxta-articulaires, de points véritablement douloureux. Les os sont tout au plus sensibles, et même sur la diaphyse jusqu'à une assez grande hauteur ; mais ce n'est pas une douleur nette, vive, arrachant les cris.

On ne constate pas une augmentation de volume de ces épiphyses. Seulement, le liquide épanché explique la grosseur de la jointure.

L'articulation qui est absolument indolente, a conservé toute sa mobilité et toute sa souplesse. L'enfant marche très bien puisqu'elle a pu venir à pied de Lormont. Les mouvements passifs (flexion, extension) ne sont nullement influencés par la grosseur de la jointure ; ils s'exécutent sans douleur, aussi facilement que du côté opposé.

Pas de fongosités, pas de corps étrangers articulaires.

Au repos, pas d'attitude vicieuse.

Diagnostic. — Hydarthrose double des genoux hérédo-syphilitique.

Traitement I K et frictions mercurielles.

Aujourd'hui elle est complètement guérie.

Cette observation est un exemple net d'hydarthrose double des genoux hérédo-syphilitique. Le père a eu très probablement la syphilis, on ne saurait cependant l'affirmer. Quant à l'enfant, il a révélé la triade d'Utchinson au grand complet. De plus, cette arthropathie a évolué là, comme dans l'observation précédente, avec tous les symptômes qui caractérisent cette arthropathie hérédo-syphilitique.

Observation XXVII.

(Inédite. — Personnelle)

Hydarthrose double des genoux concomittante avec une kératite interstitielle.

J. G..., jeune fille âgée de 14 ans, est conduite par son père à la consultation du Dr Fromaget pour une kératite interstitielle, en décembre 1903.

Antécédents héréditaires. —Le père de la malade est un homme d'une cinquantaine d'années. Pâle, maigre, peu musclé, il semble être d'une constitution délicate. Il nie cependant tout antécédent pathologique grave, et en particulier la syphilis. Un interrogatoire attentif nous a permis de relever quelques signes qu'on peut mettre sur le compte d'une syphilis ignorée que cet homme paraît avoir contractée vers l'âge de 18 ans : éruption cutanée intense qui disparut au bout de quelques mois après l'application d'une pommade dont il ignore le nom ; alopécie partielle, manifeste surtout du côté droit de la tête, accompagnée d'une céphalalgie rebelle à toute médication. Notons enfin un enrouement manifeste quand il parle ; le malade ne peut nous dire si cet enrouement date de l'époque où apparurent les accidents précédents. L'examen de la gorge ne révèle aucune lésion.

Il affirme n'avoir eu jamais aucune atteinte de rhumatisme.

Il n'est pas alcoolique.

Tels sont, du côté du père, les seuls signes qui pourraient peut-être faire soupçonner l'existence d'une syphilis ancienne ; on est loin de pouvoir l'affirmer cependant.

Sept ou huit ans après l'apparition de ces accidents, il se marie.

Sa femme est au contraire d'une constitution robuste, son état général est excellent. Elle n'a jamais eu de maladie pendant son enfance à part la rougeole ; on ne relève chez elle aucune trace de syphilis ni de rhumatisme.

Deux ans après son mariage, au cinquième mois de sa grossesse, elle fait un premier avortement.

En 1897, elle avorte pour la deuxième fois vers le sixième mois.

Le père ni la mère ne constatèrent sur le corps de ces enfants mort-nés aucun signe d'hérédo-syphilis.

Alarmés, les deux époux consultèrent un médecin qui les traita énergiquement tous les deux avec « le même médicament».

Pour la troisième fois la femme devint enceinte et heureusement cette fois elle accoucha à terme de l'enfant qui fait l'objet de cette observation.

Antécédents personnels. — Cette jeune fille est née en juin 1890. A sa naissance elle n'a présenté sur le corps aucun symptôme bien appréciable de syphilis héréditaire précoce.

Elevée et nourrie par sa mère, elle ne s'est développée que très lentement : ses dents apparurent très tard, elle n'a commencé à ébaucher ses premiers pas que vers l'âge de deux ans et quelques mois.

Vers cette époque elle fut atteinte de rougeole. A l'âge de 4 ans, la scarlatine apparut. Cette dernière maladie infectieuse faillit emporter la petite malade. La convalescence fut très longue et dura, dit le père, « plusieurs années ». La vérité, c'est que probablement les parents mettaient sur le compte de la scarlatine ce qui, en réalité, appartenait à la diathèse héréditaire : la petite fille était « petiote, grêle de corps, grêle de formes, malingre d'aspect ».

Puis brusquement, vers l'âge de 10 ans, la jeune malade se mit à se développer assez rapidement si bien qu'à l'âge de 14 ans elle ne paraît pas « tromper sur son âge, » comme on dit vulgairement.

État actuel. — Elle est assez grande, assez forte, et rien ne vient rappeler les tristes antécédents ci-dessus relatés.

En décembre 1903, elle se présente pour la première fois au docteur Fromaget avec des troubles graves du côté de l'œil droit : la cornée était complètement opacifiée, terne, d'une teinte vaguement bleuâtre, comme infiltrée complètement de petits grains de « verre pilé ». Au niveau de la circonférence cornéenne cette coloration grisâtre, envahie déjà par des arborisations capillaires, avait donné à ce tissu l'apparence « saumonée » correspondant à la vascularisation moyenne du premier degré. Avec cela une cécité à peu près complète de ce côté.

Après quelques jours d'un traitement général et local énergiques, la malade revient le 1er février présentant déjà une amélioration notable de cet œil, mais depuis le 25 janvier l'œil gauche était atteint de la même affection.

C'est alors que nous avons remarqué que les deux genoux de la jeune fille étaient plus volumineux qu'à l'état normal. Elle affirme que ses deux genoux étaient gros, bien avant l'apparition des troubles du côté des yeux, mais elle ne peut préciser la date du début de ce gonflement articulaire, car elle n'a jamais éprouvé aucune douleur nette, aucune gêne dans la marche.

Le genou gauche a toujours été le plus volumineux, il semble aussi avoir été le premier atteint. Sa mère fit sur ces articulations malades des applications de cataplasmes de farine de lin sans aucun résultat.

Depuis que les yeux sont atteints, les genoux ont diminué de volume sans doute à la suite du repos forcé, provoqué par les lésions oculaires si graves et si douloureuses.

L'examen des articulations nous a permis de constater le 1er février un épanchement net articulaire surtout à gauche, à droite, à peine constatable. A la vue, rien d'anormal. Sous la pression des doigts la malade n'accuse aucune douleur nette, bien localisée : à peine un endolorissement vague et généralisé, mais bien supportable ; de même sous l'influence des mouvements forcés. On ne constate pas de craquements articulaires. Tous les mouvements se font avec une extrême facilité, la marche n'est nullement gênée, car la jeune fille qui vient de la campagne passe la journée à Bordeaux et se promène comme si rien n'était.

Voilà donc une hydarthrose double des genoux, présentant tous les caractères que nous avons étudiés dans le cours de ce travail. Le diagnostic étiologique ne nous semble pas discutable.

Recherchons chez cette jeune fille les autres signes de syphilis héréditaire.

A l'époque où nous l'examinons elle ne présente pas un arrêt de développement physique : pas de difformités craniennes, nasales, pas de difformités osseuses du tronc et des membres.

Pas de cicatrices cutanées aux lèvres, au nez, au niveau de la région postério-inférieure du tronc.

Aucune lésion du côté des oreilles : elle entend très bien ce qu'on lui dit, jamais elle n'a constaté dans ses conduits auditifs un écoulement purulent

Du côté de sa dentition nous avons remarqué des signes intéressants :

Au niveau de la partie moyenne du bord libre des deux incisives supérieures, on remarque une érosion en échancrure « semi-lunaire » dite encore « en croissant », parfaitement nette. Ces dents, atrophiées également dans toute leurs dimensions étaient courtes en hauteur et en largeur. Ces caractères, qui sont les attributs de la dent d'Hutchinson, étaient particulièrement nets chez notre malade. Ajoutons encore que les autres dents étaient toutes très petites, plantées d'une façon irrégulière, déviées tantôt à droite, tantôt à gauche, séparées les unes des autres par des espaces plus ou moins considérables.

En somme, dent d'Hutchinson, microdontisme, amorphisme : tels sont les signes que nous avons remarqués du côté de la dentition. Ajoutons enfin que la jeune fille est très intelligente et qu'elle n'a jamais présenté, jusqu'à présent, aucun trouble cérébral.

Diagnostic : Hydarthrose double des genoux hérédo-syphilitique.

Traitement. — Compression légère, repos absolu. Traitement interne : huile de foie de morue, puis sirop iodo-tannique.

4 mars. — Amélioration notable du côté des yeux.

Les genoux ont diminué de volume, surtout le gauche qui était le plus gros.

12 avril. — Les yeux sont complètement guéris. L'affection n'a laissé sur les cornées aucune trace de son passage. Le genou droit est absolument normal.

6 mai. — Les deux genoux ont repris leur aspect habituel. Indolence complète, fonctionnement normal des articulations.

A la fin du mois de mai, la malade se plaignait de douleurs ostéocopes à exacerbation nocturne et intolérables.

Nous lui avons conseillé un traitement à l'iodure de potassium, nous n'avons pas revu notre malade depuis.

Comme dans l'observation précédente, on ne relève pas chez le père des signes nets prouvant la syphilis. Mais ici, du côté de la mère, on remarque deux avortements successifs et « cette curieuse polymortalité des jeunes » pour employer l'expression de Fournier, a une importante signification.

Chez la jeune fille : l'arrêt général de la croissance jusqu'à l'âge de 10 ans, la kératite interstitielle double, les malformations dentaires, la double arthropathie avec ses caractères particuliers et enfin en dernier lieu, les douleurs ostéocopes siégeant au niveau des membres inférieurs, sont là comme autant « d'estampilles » de l'hérédité spécifique presque indiscutables.

Nous disons presque indiscutables, car on peut nous objecter : qu'est-ce qui prouve que l'enfant n'a pas été infecté directement ? Peut-être il ne s'agit que d'une arthropathie syphilitique ordinaire, nullement héréditaire. Malgré la valeur de cette objection, nous disons qu'elle peut s'appliquer à toutes les observations publiées jusqu'ici, et tous les auteurs sont unanimes à affirmer la difficulté de savoir souvent s'il s'agit de syphilis héréditaire ou de syphilis acquise du jeune âge. Toutce qu'il nous est possible de dire, c'est que nous n'avons trouvé dans les antécédents de notre malade aucun accident primitif, tandis qu'on relève chez elle une partie des signes qui sont bien reconnus pour être ceux de la syphilis héréditaire.

OBSERVATION INÉDITE XXVIII.

(due à l'obligeance de M. le docteur Fromaget).

Eydarthrose double des genoux, kératite interstitielle double.

Marie-Louise D..., 5 ans, se présente le 14 janvier 1901 pour une kératite interstitielle.

Est née à l'état de mort apparente à la fin du 7e mois de la grossesse.

Avant elle, sa mère a fait une première fausse couche au 5e mois de sa grossesse.

Après elle, deuxième fausse couche à 7 mois.

La mère a de plus présenté des accidents spécifiques non douteux.

Janvier 1901. — La fillette présente de la kératite interstitielle : traitement mixte. — Pulv. chaudes.

7 mars 1901. — Ouvre les yeux. Grande amélioration. Suspension du biiodure.

12 mars. — Plus de photophobie. Un peu de pannus. Infiltration cornéenne légère.

26 mars 1901. — Très grande amélioration. A repris son sirop. KI et Biiod. de mercure.

9 avril. — V 1/10, plus de pannus.

7 mai. — *Hydarthrose double des genoux.*

2 juillet. — Amélioration complète. Suppression de l'atropine.

OBSERVATION INÉDITE XXIX.

(due à l'obligeance de M. le docteur Fromaget).

Hydarthrose double des genoux, kératite interstitielle double.

M. B..., 14 ans, syphilitique héréditaire.

22 juin 1903. — Kératite interstitielle de l'œil gauche.

8 jours après l'œil droit était pris à son tour.

Traitement général mixte ; traitement local : Atropine.

8 juillet. — Cécité complète.

Même traitement. On ajoute des pulvérisations chaudes.

15 juillet 1903. — Amélioration, pas de vascularisation.

23 juillet 1903. — Suppression du biiodure. La vascularisation paraît à droite.

6 août 1903. — Grande amélioration.

O.G. Notablement éclairci.

O.D. Vascularisation notable.

13 avril 1903. — OG. Éclairci V 1/20.

OD. Le pannus diminue.

L'enfant reprend son traitement qu'il avait interrompu quelques jours.

8 sept. 1903. — *Hydarthrose du genou droit* depuis 15 jours environ.

La mère place à 3 reprises un vésicatoire sur le genou sans résultat. Puis des applications sur l'articulation d'onguent napolitain provoquent au bout de quelques jours une amélioration notable. L'enfant peut partir pour Salies-de-Béarn. Marche et exercices possibles, monte à bicyclette. Retour de Salies : guérison apparente.

18 nov. — Le genou droit gonfle de nouveau.

Puis quelques jours après le genou gauche est pris à son tour.

25 nov. — Hydarthrose double.

Traitement : Onguent napolitain qui améliore d'une façon remarquable l'état des articulations. Suspension de ce traitement après la salivation exagérée qu'il détermine. On le remplace par des badigeonnages de teinture d'iode.

9 février 1904. — Hydarthrose guérie.

La mère de l'enfant a remarqué l'influence extraordinaire du biiodure qui sans aucun doute a guéri la double arthropathie et a fait de plus disparaître l'engorgement ganglionnaire de l'enfant.

OBSERVATION XXX

(Résumée)

RANGUEDAT. th., 1883.

Louis X..., 17 ans, forgeron. Entre à l'hôpital St-Louis le 5 février 1883.

Antécédents héréditaires. — Père alcoolique. Mère, 24 ans, a contracté la syphilis qui s'est manifestée par des syphilides cutanées, vulvaires, buccales, de l'alopécie, etc...

Soignée pendant huit mois par le mercure. Six mois après, nouveaux accidents cutanés. Traitement mixte. Deux ans après sa contamination elle a eu à terme un enfant qui mourut à 17 jours avec pemphigus sur les pieds, les mains, des ulcérations aux lèvres et à l'anus. Depuis elle a eu huit enfants.

L'aîné est notre malade ; des sept autres, un est né avant terme ; trois sont morts à 3 mois avec des éruptions généralisées, intenses surtout aux pieds et aux mains. Les autres sont bien portants.

Antécédents personnels. — Né à terme, nourri par sa mère ; à 3 semaines, boutons sur les fesses, ulcérations anales vite guéries par le traitement spécifique. Depuis l'enfant est chétif. A 12 ans, accidents strumeux, adénopathies cervicales. A 15 ans, douleurs vagues dans les genoux et dans les jambes.

État actuel. — Garçon peu robuste, facies terreux, membres grêles.

Oreille gauche. — Jamais d'otorrhée, surdité, perforation du tympan qui est épaissi et terne, triangle lumineux absent. En somme, signe d'une otite ancienne.

Oreille droite. — Surdité progressive, complète depuis un mois, étourdissements, membrane du tympan épaissie et déprimée. Le malade n'a jamais souffert des oreilles.

Cornée gauche : grisâtre, opacité complète, injection conjonctivale, photophobie légère.

Cornée droite : deux néphélions nucléaires sur la cornée.

Dents : incisives inférieures cuspidées, trilobées : premières molaires absentes, incisives supérieures divergentes. Dents de sagesse absentes.

Articulations. — Au niveau des genoux on constate une double hydarthrose datant de cinq mois ; il a commencé par souffrir de ses articulations qui, peu à peu, ont augmenté de volume, au point de déformer maintenant tout à fait les deux genoux. Ceux-ci, en effet, sans présenter aucune rougeur, aucune trace d'inflammation superficielle, sont le siège d'un épanchement considérable, plus abondant toutefois à gauche qu'à droite. La rotule est fortement soulevée ; les culs-de-sac de la synoviale sont largement distendus.

Les mouvements sont normaux et ne déterminent pas de craquements. Les extrémités articulaires, surtout du côté du fémur, semblent un peu hypertrophiées, et quand le malade est debout, ses genoux se touchent, comme chez les cagneux. Quant aux troubles fonctionnels, ils sont nuls. Le malade marche tout le jour et ne souffre que lorsqu'on fait exécuter à l'arthrite des mouvements de flexion forcée.

Rien aux viscères. Facultés intellectuelles peu développées ; facies inintelligent et ahuri, probablement à cause de la surdité. État général bon.

Traitement (sirop d'iodure de fer, IK), suivi pendant deux mois. Cette médication n'a pas produit d'amélioration bien manifeste.

Observation XXXI.

(Résumée). — Robinson

Enfant soigné d'abord par l'auteur pour une éruption squameuse de nature indéterminée. Sept ans après (à 7 ans 1/2) l'enfant fait une double hydarthrose des genoux qui guérit par le traitement antisyphilitique. Légère récidive consécutive à l'interruption de la médication et guérison définitive après reprise du traitement.

OBSERVATION XXXII.

(Résumée)

MARIN SAINT-PIERRE, *in* thèse. Lyon 1899.

G. L..., 13 ans.

Antécédents héréditaires. — Père, 62 ans. N'accuse aucun symptôme de syphilis. Mère, a contracté la syphilis à 18 ans, avant son mariage. En pleine période secondaire, elle accouche à la Charité d'une fille née à terme, mais présentant aux pieds du pemphigus et une perte de substance au niveau de l'ombilic. Mère et enfant sont renvoyées à l'Antiquaille ; l'enfant mourut à 9 mois. Depuis lors la mère a eu des douleurs ostéocopes nocturnes, puis une exostose sur le tibia. Les genoux ont enflé plusieurs fois. Elle se marie à 23 ans. Elle a eu deux fausses couches, l'une à 2 mois 1/2, l'autre à 3 mois. Sa 4e grossesse lui donna la fille en question. Depuis elle a eu un garçon âgé de 6 ans, aujourd'hui, peu développé, malingre.

Antécédents personnels. — Née bien constituée. Aucun signe de syphilis héréditaire précoce. Enfance maladive. Dentition tardive. Coqueluche, rougeole : telles sont les maladies de cette période. Rhume constant. Développement lent.

A 10 ans, éruption au niveau du cuir chevelu, suivie d'alopécie. A cette même époque, double kératite interstitielle qui guérit à la suite d'un traitement rigoureux, mais laisse une acuité visuelle mauvaise. Puis, affaiblissement progressif de l'ouïe sans otite suppurée. Depuis longtemps l'enfant se plaint de douleurs vagues dans les jambes, à exacerbation nocturne avec des céphalalgies également nocturnes. Enfant triste, peu intelligente.

Histoire des arthropathies. — A 11 ans, les deux genoux gonflèrent, le gauche le premier. La marche était simplement gênée. Le traitement iodo-mercuriel fait diminuer l'épanchement. Une polyadénite cervicale concomittante régresse en même temps : Les lésions articulaires avaient résisté en premier lieu à la révulsion et au repos.

27 mai 1898, entre à la Charité. Son arthropathie date de 6 mois. On constate un épanchement aux deux genoux : plus net à droite. Pas de fongosités, pas de corps étrangers, pas de points douloureux, pas d'attitude vicieuse, pas de gêne dans la marche. Diagnostic : Hydarthrose hérédo-syphilitique.

Traitement KI et frictions mercurielles, bains sulfureux. La malade sort guérie.

Dans le courant de l'année 1898, nouvelle poussée de kératite et d'hydarthrose.

Traitement : injections de calomel. Guérison.

Huit mois après, gêne des genoux, douleurs sourdes spontanées, tiraillements dans les jambes. Les articulations fémoro-tibiales sont de nouveau hydarthrosées. Le coude droit serait même également hydarthrosé. La marche n'est nullement gênée, pas de douleurs, pas de déformation ou déviation. Depuis l'époque où la malade avait abandonné son traitement, ces phénomènes ont reparu.

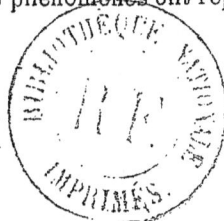

Traitement de ces arthropathies.

Le traitement doit être avant tout médical. La médication antisyphilitique mixte ou iodo-mercurielle agit
dans la plupart des cas d'une façon merveilleuse, mais
à la condition qu'elle soit appliquée dès le début, car si
les lésions sont trop anciennes, il ne faut pas compter
sur le succès de ce traitement. Et même sur des lésions
jeunes et prises à temps, on a vu des cas où le traitement spécifique était absolument inefficace ! Faut-il rejeter alors la nature syphilitique de ces lésions et ne
considérer, ainsi que le font la plupart des médecins,
comme d'origine vénérienne que les affections qui cèdent
au traitement ? Nous ne le pensons pas.

Il y a une vingtaine d'années, Ranguedat rapportait
dans sa thèse l'observation d'un jeune homme de 17 ans
atteint d'hydarthrose double des genoux en même tem
que de manifestations incontestablement syphilitiques
(lésions cornéennes, surdité) et mis au traitement antisyphilitique pendant 3 mois sans aucune amélioration.

De son côté, l'auteur anglais Clutton dont nous avons
relaté les travaux si intéressants dans le cours de notre
travail, a rencontré également des cas d'hydarthrose
double absolument réfractaires au traitement, et conclut
que la médication spécifique n'a pas une influence aussi
nette dans l'hérédo-syphilis que dans la syphilis acquise.

Chez une de nos malades atteinte d'hydarthrose, nous
avons négligé de parti-pris l'emploi du traitement spé-

cifique, son arthropathie a guéri dans l'espace de quelques mois sous la seule influence du repos, d'une compression légère et d'un traitement général forti-
fiant.

Peut-être s'agissait-il d'un sujet réfractaire au traitement spécifique, comme il en est cité plusieurs exem-
ples dans la statistique d'Augagneur. Nous pensons
plutôt que certaines manifestations tardives de la syphilis comme les glossites, les syphilides psoriasiformes
palmaires, les lésions cornéennes, la surdité, etc.,
sont dans certains cas peu influencées par le mercure
et les iodures ; on ne doit les considérer que comme
des lésions banales qui bien souvent guérissent d'elles-
même. C'est que le microbe syphilitique, s'il en existe
un, devient moins vivace à mesure qu'il vieillit; il passe
de génération en génération, et perd peu à peu de sa
virulence.

Mais de là à conclure que toute les arthropathies hérédo-syphilitiques guériraient ainsi, il y a loin. « Ce serait
une assertion téméraire que l'examen ne viendrait plus
soutenir ». On devra donc essayer le traitement spécifique, qui la plupart du temps agira d'une façon merveilleuse, souvent d'une façon extraordinaire.

« Mais il faut se garder, comme l'a dit Fournier, de
» l'optimisme exagéré de certains auteurs, pour lesquels
» l'affection ne comporterait qu'un pronostic relative-
» ment bénin, en raison, disent-ils, de l'intensité d'ac-
» tion thérapeutique dont nous disposons contre elle.
» La vérité n'est pas que le traitement spécifique gué-
» risse toujours, ni même en général ; ce qui est bien
» plus conforme aux résultats de la clinique, c'est de
» dire qu'en certains cas, ce traitement exerce sur la
» maladie, même dans les formes les plus graves,
» une influence curative des plus puissantes, mais aussi
» qu'en nombre d'autres, il n'aboutit à la résoudre que

» lentement, péniblement et souvent même d'une façon
» plus ou moins incomplète.

Si l'arthropathie persiste, faudra-t-il consulter une intervention chirurgicale ? Ces interventions ont été pra-
tiquées en Allemagne : leurs résultats sont encore mal
connus.

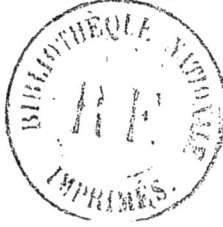

CONCLUSION

I. Les arthropathies syphilitiques héréditaires tardives ne semblent pas être une localisation de la diathèse aussi rare qu'on le pense. Au point de vue clinique, elles ne se différencient par aucun caractère bien évident de celles de la syphilis acquise. Il faut bien noter cependant que la terminaison par ankylose, fréquente suivant les uns, exceptionnelle suivant les autres dans l'arthropathie de la syphilis acquise, n'a jamais été constatée dans la syphilis héréditaire, et que le traitement qui agit merveilleusement sur les affections articulaires de la syphilis acquise ne semble pas avoir une influence aussi nette sur ces mêmes lésions transmises par hérédité.

II. La forme *aiguë* ou *suppurée* à pronostic grave, dénotant une intoxication profonde de l'organisme, est admise en Italie (L. Somma) et en Allemagne (M. Schüller). En France, cette forme est contestée par Kirmisson, Jacobson et Imbert de Montpellier. A l'étranger, par Adsersen, Hénoch et bien d'autres. Ces auteurs considèrent la forme aiguë, soit comme une maladie de Parrot à évolution un peu spéciale, soit comme une arthrite suppurée d'origine microbienne : suppuration survenant à titre de complication d'arthropathies hérédo-syphilitiques antérieures à forme latente.

Parmi les formes chroniques de beaucoup moins rares, nous admettons l'*arthralgie* comme une forme d'arthropathie, bien qu'en réalité elle ne semble être qu'un symptôme lié à quelque lésion du voisinage (syphilôme sous-séreux ou intra-épiphysaire). Mais M. Fournier la considère comme une arthropathie vraie, en se basant sur des observations nettement concluantes.

Les formes, *pseudo-tumeur blanche* ou *ostéo-arthropa-*

thie simple et *hydarthrose double des genoux*, les plus importantes, forment à elles seules presque toute l'histoire de cette question. Cette dernière variété: l'hydarthrose, contestée par certains auteurs, et en particulier par M. Fournier, semble s'imposer nettement, car des observations bien concluantes viennent la justifier.

Quant à l'*ostéo-arthropathie déformante*, beaucoup d'auteurs ne la considèrent que comme une forme d'ostéopathie hypérostosante à siège épiphysaire.

III. Ces arthropathies chroniques sont caractérisées surtout par leur indolence, la conservation des mouvements articulaires, l'absence de phénomènes généraux.

IV. Quant au diagnostic, difficile surtout avec la tuberculose, il se fonde sur :

L'enquête étiologique (parents, collatéraux).

Les stigmates de la syphilis héréditaire chez le malade.

Les caractères propres de l'arthropathie.

L'action du traitement qui doit toujours être employé dans les cas douteux.

Vu : *Le Doyen,*

A. PITRES.

Vu, bon à imprimer :

Le Président de thèse,

Dᴿ A. MOUSSOUS.

Vu et permis d'imprimer :

Bordeaux, le 11 juin 1904.

Pour le Recteur :

Le Vice-Président du Conseil de l'Université,

M. MONNIER.

BIBLIOGRAPHIE

Henoch, 1861. — *Beitrage Z. Kinderheilkunde.*

Gressent, 1874. — Thèse de Paris. *Des manif. tard. de la syph. héréd.*

Bouilly, 1878. — *Etude comparative des arthrop. rhum. scrof. syph.*

G. Homolle, 1878. — *Nouv. Dict. de méd. et de chir. pratiques,* art. syphilis.

Guterbock, 1879. — Premier mémoire (Arch. klin. chir.); deuxième mémoire, 1883.

L. Somma. — *Giornale internazionale delle scienze med.* (1882, p. 834).

Mericamp, 1882. — Th. de Paris. *Contrib. à l'étude des arthrop, syph.*

Defontaine, 1883. — Th. de Paris. *De la syph. articulaire.*

M. Schuller, 1883. — *Arch. f. klin. chirurg.*

Ranguedat, 1883. — Th. de Paris. *Des arthrop. dans la syph. héréd.*

Hutchinson, 1884. — *Etude clin. sur certaines mal. de l'œil et de l'oreille consécutives à la syph. héréd. tard.*

Sonnemburg, 1884. — Berliner médic. Gessellschaft, 25 juin.

Dureuil, 1885. — Th. de Paris. *Contrib. à l'étude des pseudo. tam. blanches syph.*

W. Baker et J. Stary, 1885. — *Syphilis héréd. (The ophtalmie Review).*

Gangolphe, 1885. — *Cong. franç. de chirurgie : maladies infectieuses et parasitaires des os,* 1894.

Parrot, 1886. — *La syph. héréd. et le rachitisme.*

Fournier, 1886. — *Leçons sur la syph. héréd. tardive,* 1886.

Clutton, 1886. — *Symmetrical synovitis of the knee in hereditary syphilis* (Lancet. fer. 1886).

Danjou, 1887. — Th. de Paris. *Osteo-arthrop. déform. dans la syph. héréd.*

Lannelongue, 1887. — *Bulletin méd.* du 20 mars. *Diag. des arthr. syph.*

Robinson, 1896. — *Brit. med. Journ.,* mai 1896. *De l'arthr. syph. chez les enfants.*

Kirmisson et Jacobson, 1897. — *Rev. d'orthopédie,* sept. et nov. 1897. *Contrib. à l'étude des arthrop. dans la syph. héréd.*

Braquehaye, 1898. — *Annales de Dermat et syph.*

Imbert, 1899. — *Gaz. des Hôpit.,* 18 fév. 1899.

A. Moussous. — Communication faite à la Société de médecine et de chirurgie de Bordeaux, 14 décembre 1900.

Puech. — *Archives d'ophtalmol.,* 1901.

Rocher et E. Sauget. — Communication faite à la Société de médecine et de chirurgie de Bordeaux le 16 juin 1904.

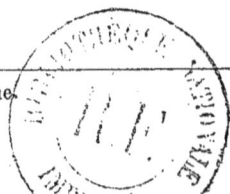

Périgueux. — Imp. de la Dordogne.

www.ingramcontent.com/pod-product-compliance
Lightning Source LLC
Chambersburg PA
CBHW071454200326
41519CB00019B/5736